主审／国医大师 李济仁 编著／王维恒

皮肤小病妙方

老祖宗传下来的老偏方 伍

中国科学技术出版社

·北京·

图书在版编目（CIP）数据

老祖宗传下来的老偏方.伍，皮肤小病妙方 / 王维恒编著. — 北京：中国科学技术
出版社，2018.9（2024.6 重印）

ISBN 978-7-5046-7870-6

Ⅰ .①老… Ⅱ .①王… Ⅲ .①皮肤病－土方－汇编Ⅳ .① R289.2

中国版本图书馆 CIP 数据核字 (2018) 第 180975 号

策划编辑	焦健姿	
责任编辑	黄维佳	
装帧设计	长天印艺	
责任校对	龚利霞	
责任印制	徐　飞	

出　　版	中国科学技术出版社
发　　行	中国科学技术出版社有限公司销售中心
地　　址	北京市海淀区中关村南大街 16 号
邮　　编	100081
发行电话	010-62173865
传　　真	010-62173081
网　　址	http://www.cspbooks.com.cn

开　　本	710mm×1000mm　1/16
字　　数	184 千字
印　　张	15
版　　次	2018 年 9 月第 1 版
印　　次	2024 年 6 月第 2 次印刷
印　　刷	河北环京美印刷有限公司
书　　号	ISBN 978-7-5046-7870-6 / R·2289
定　　价	49.00 元

丛书编委会

主　审　国医大师　李济仁

主　编　王维恒

副主编　杨吉祥　张卫阳

编　者　（以姓氏笔画为序）

王　芳　王　君　王　婷　王维恒

王赛赛　杨吉祥　汪　文　张卫阳

胡　芳　黄　芳　董海燕

内容提要

《老祖宗传下来的老偏方·伍：皮肤小病妙方》是由十余位中医专家联袂编写而成的大众中医科普力作。本书针对现代人常见病、多发病的特点，精选了大众最为关切的常见皮肤病20种，搜集了"切于实用、灵验奇效"之偏方300余首，并结合中医学理论和现代医学原理，对主要偏方的用药依据、科学原理和适应证进行了深入浅出的分析。本着"弃其糟粕，取其精华"的精神，摒弃了一些缺乏科学性、实用性，甚至对人体不利的民间治疗方法，所选偏方均把安全有效，来源可靠，配方简单，取材方便，易于操作，成本低廉，有助于读者及患者掌握应用作为立足点，寄希望于教会读者更好地爱护自己、爱护家人。

前　言

所谓偏方，指药味不多，大众所未知者，而对某些病症具有独特疗效的药方。中国传统医药，自神农尝百草以来，历经五千年而不衰，留下来的偏方，更是历久弥坚，绝非西洋药所能替代。

民间素有"小偏方治大病""单方气死名医""不信偏方不治病"之说，几乎有口皆碑，深入民心。例如：治风湿性关节炎，用雪莲花15克，黄酒100毫升，将雪莲花浸入黄酒中，7天后饮用，可达到温中散寒，活血通络，祛湿消炎的理想疗效；若不慎皮肤上生有瘊子，可用牛倒嚼沫适量，涂擦患处，连续7天，可以治愈；一根大葱就能治感冒风寒，还能治许多疾病；一块生姜就可治多种病症；刚摘下的绿叶就能使羊痫风患者马上苏醒……这些民间偏方简单易行，疗效显著，方便实用，花小钱治大病，甚至很多是不花分文就能治好疑难杂症，以至于那些医界名家们也拍案称奇，如非亲眼所见，好像天方夜谭，使人们不得不承认中医之伟大，中国偏方之神奇妙用。

有人说中医药是国粹，更有人说民间偏方是"国宝"，是中华医药宝库中的一朵奇葩。正因为中华医学的博大精深，使得许多当代著名的中医学家辛勤不倦，遍收古今，广采博引，集腋成裘，荟以成集，为本已浩如烟海的中医文献增添了瑰丽的篇章。

偏方是老祖宗代代相传下来的宝贵遗产，为不使此多种中华药库中之瑰宝失传或流失，使诸多有效的治疗方法造福于广大患者，笔者与同道们多方搜集"切于实用、灵验奇效"之偏方，并在临床上对收集的偏方、单方加以验证，又本着"撷取精华、重在实效"的原则编撰此书，选方立足于家庭，着眼于"简、便、廉、验"。寄希望于使丛书能深入到每一个家庭，成为寻常百姓家庭防病、治病、康复、养生必备读物。

本书广泛搜集了老百姓常用的民间偏方，本着"弃其糟粕，取其精华"的精神，摒弃了一些缺乏科学性、实用性，甚至对人体不利的民间治疗方法，汇编了大量有效、无毒的民间偏方。书中收载的偏方有的来自杏林名家，有的来自祖传，有的是佚人秘方，有的是从民间辑录，更多的是编者通过临床实践检验的总结。这些民间偏方防治疾病的范围非常广，涵盖了内、外、妇、儿、五官、皮肤等多科常见病，且组方合理，取材方便，成本低廉，非常适合现代家庭应用。本书全用现代白话文编写，可适合不同年龄、不同层次的读者阅读。

王维恒

目 录

183 若想消除老年斑，厨中自有好偏方

症　状　面部、手背皮肤上显出现褐黑色斑点，随年龄增长而增多
老偏方　生姜蜂蜜饮；洋葱 + 大蒜

195 老年疣，令人愁，大黄"通补"除烦忧

症　状　面部、背部及手背皮肤显黄褐色或茶色斑片，或病变隆起呈疣状
老偏方　大黄：推疣消斑散；通补丸

204 烧伤烫伤莫惊慌，石膏石灰外用良

症　状　烧（烫）伤，皮肤红斑、水疱、溃烂，灼热剧痛
老偏方　石膏冰片糊剂；石灰香油乳剂

218 鸡眼虽小痛非常，偏方外治妙法良

症　状　足底生鸡眼，状如小钉扎心痛
老偏方　葱白泥；鸦胆子仁；茶叶糊

223 灰指甲，不用怕，醋浸大蒜赶走它

症　状　灰指（趾）甲
老偏方　食醋 + 大蒜；食醋 + 苦参、花椒

痤疮让人尴尬，白果薏米还你一个姣好面容

症　状　脸上长出小痘痘，还有不少小脓点

老偏方　白果＋薏苡仁，外用＋内服

痤疮是青春期男孩女孩常见的一种毛囊、皮脂腺的慢性炎症，因皮脂腺管与毛孔的堵塞，致使皮脂外流不畅所致。本病与中医学文献中记载的"肺风粉刺"相类似。中医也有称本病为"粉疵""面疮"或"酒刺"。俗称"粉刺""青春痘"。中医认为痤疮是因青春之体，血气方刚，阳热上升，与风邪相搏，瘀阻于肌肤而致。西医则认为油脂分泌旺盛，毛囊及皮脂腺阻塞，细菌感染发炎是痤疮产生的原因。中医对本病的治疗以宣肺清热为主，病久而气滞血瘀、痰湿凝聚者，则以活血化瘀法或消痰散结法治之。同时配合局部治疗，可起到相得益彰的作用。

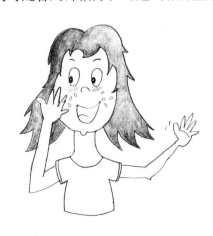

痤疮多发于脸部、前胸、后背等皮脂腺丰富、出油比较多的地方，表现为黑头、丘疹、脓疮、结节、囊肿等症状。帅哥靓女们脸上长了痤疮，在人面前总会显得尴尬。

　　年轻的丽莹女士脸颊上长了一些痤疮，有的还流脓。由于工作需要，每日要接待很多顾客，脸上的痤疮让她快没自信了。她在一家连锁粥店上班，我开玩笑说她是捧着金饭碗乞讨，她身边就有治痤疮的良药呢！那良药就是粥店里的白果薏米粥。我告诉她只需去厨房里找些生白果，就能治她的痤疮。用白果治痤疮，方法有两种。

 白果涂擦方

　　准备1～2颗白果，去壳切开，晚上睡前用切面频擦温水清洗过的患部，一边擦一边削去用过的部分，换新鲜的切面继续擦。次日早上洗脸后，可涂搽保湿滋润的护肤品。

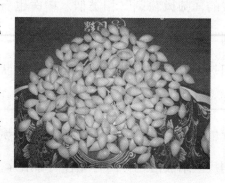

 白果酊涂擦方

　　将白果50克研成粗末，在70%的乙醇150毫升中浸泡1周，然后过滤取其药液擦患部，每日2～3次。

白果树就是银杏，被称为植物中的活化石。白果是人们喜爱的一种滋补保健品，在平喘、化痰、止咳等方面的疗效，很多人都不陌生，广东人煲汤也经常用到白果。不过，白果有治疗痤疮的功用，却鲜为人知。

丽莹女士依照我们推荐的第一种方法去做，1周后脸上的痤疮就有明显好转，肉眼已经看不出来了，继续使用1周后，痤疮完全就消失了。这个方子有人也用过，而且屡试屡验。我在《新中医》1982年第1期看到一则报道，用此法治疗痤疮（酒刺）116例，均有显著疗效。一般用药1～2周痤疮便可消失。其实，古人早就发现白果外用杀菌消毒、美白消斑的功效。据《本草纲目》记载："鼻面酒齄（肺风粉刺），白果、酒浮糟同嚼烂，夜涂旦洗。"又载："头面癣疮，用生白果仁切断，频频搽患部，直至病愈。"白果中含有的白果酸、白果酚，经实验证明有抑菌和杀菌作用，白果水浸剂对各种真菌有不同程度的抑制作用，可止痒疗癣。其中，白果酸是白果所含的一种重要成分，对于引起痤疮的痤疮丙酸杆菌和表皮葡萄球菌均有较强的抑制和杀灭功能。另一成分白果内酯则有抑制炎症反应的作用，可促进受损肌肤的愈合。因此，对于因细菌感染发炎而导致的痤疮，白果无疑是对症的良药。

不过，白果有微毒，对皮肤黏膜可能有刺激作用，所以使用前最好先在耳朵后面的皮肤上试用，若无异常，再用于脸部和其他痤疮患部。同时，可以配合白果薏苡仁粥服用，其中薏苡仁具有利水渗湿、清热排脓等功效，所含的薏苡仁素具有明显的消炎止痛作用，正适用于发炎红肿的痤疮。对痤疮患者来说，可以经常服用白果薏苡仁粥作为食疗，但白果毕竟有微毒，含有少许氢氰酸，即便煮粥吃，每日食用最好也不要超过10颗，也不要一日内多次食用，否则就容易中毒。

◎白果薏仁粥

组成：薏苡仁100克，白果10粒左右，糯米50克，百合30克，

冰糖适量。

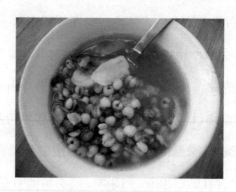

做法：白果去壳后放入热水中浸泡半分钟，撕去皮，用牙签捅

去心；锅中加1000毫升水，下洗净的薏米、糯米、百合，

用中火烧沸后改小火煮约20分钟；下白果续煮20分钟；

放入冰糖，煮约两分钟盛出即成。早、晚餐食用。

方中的白果味甘，性平、寒，具有补气养肺、滋阴养颜、清热去湿、
抗衰老的作用；薏米味甘、淡，性微寒，所含的丰富维生素E有美容作用。
此粥具有清热祛湿，养颜美容的作用。

再从中医角度看，痤疮应与肺经风热有关，所以应宣肺清热。对于
面部遍起红痘疙瘩，而且备感灼热痒痛的女士，用"枇杷清肺饮"效果也

不错。笔者曾用这个方子治愈过多例痤疮患者。下面介绍一下这个偏方，处方的中药都是常用药，一般的中药店都可以为你配方。

◎枇杷清肺饮

组成：枇杷叶 12 克，桑白皮 12 克，黄芩 12 克，栀子 9 克，知母 9 克，天花粉 12 克，生地 12 克，连翘 12 克，生甘草 6 克。

用法：水煎服，每日 1 剂。

功效：清热宣肺。用于肺经风热型痤疮，症见颜面或胸背部散在与毛囊一致的丘疹，色淡红，顶端呈黑色，皮肤油腻，伴口干、便秘、尿黄、舌红、苔薄黄，脉浮数。

我在临床上发现许多患痤疮的患者特别是女性朋友都忧心忡忡，而肝郁最易化火，心情不舒畅更容易加重病情，如此则形成恶性循环。这个时候我建议你不妨服几剂"五花饮"，目的是疏肝泻火，平抑上升的阳热之气。

◎五花饮

组成：金银花、鸡冠花、玫瑰花、生槐花、月季花各 10 克，生石膏 30 克。

用法：先将石膏加水煎煮 30 分钟，去渣留汁，再将诸花放入药
　　　液中煮汤，加红糖适量。每日 1 剂，日服 2～3 次。

功效：清肝泻火，理气解郁。特别适用于女性痤疮伴肝郁不舒者。

　　这个方剂中金银花、生石膏清热、泻火、解毒，有很好的抗菌消炎
作用；槐花清肝热，清肠排毒；鸡冠花清热除湿，对女性月经不调及带下
病还有调理作用；再佐以玫瑰花、月季花疏肝理气，美容养颜，实乃绝佳
配伍。

　　诚然，痤疮的治疗还是以外治为主，这里再顺便介绍 3 则简便的外
用偏方。

◎白丁香蜜

组成：蜂蜜 50 克，白丁香 6 克。

用法：将白丁香浸在蜂蜜里，
　　　早、晚点涂面部。

功效：白丁香为文鸟科动物麻
　　　雀的粪便。《日用本草》
　　　说白丁香能"去面上雀
　　　子斑、酒刺。"

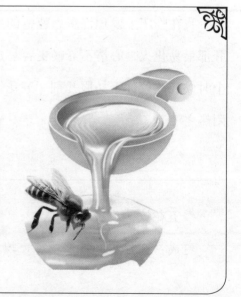

◎消疮面膜散

取黄连、大黄、苦参、天花粉各120克，土茯苓、白芷、白及各100克，甘草80克，研成细末，过80目筛，加入硫黄粉80克，再按2：1的比例加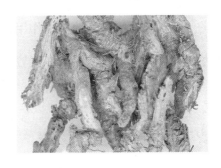入医用淀粉即成。嘱患者用温水、肥皂水洗净面部后仰卧。取面膜散60～80克，加水调成糊状，用敷料盖好口、眼，然后将药糊敷在面部约4～5毫米，再用塑料薄膜贴于药糊外，用手轻拍数下，待40分钟后揭去，每天或隔天1次，7天为1个疗程。

◎黄瓜醋汁

鲜黄瓜汁、白醋等量调匀，先用热水洗脸后再搽脸，每日3次，搽后过10分钟用温水洗去，连用半个月可愈。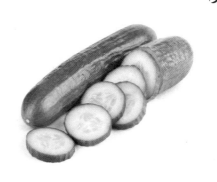

你可别小看黄瓜，它可是一味可以美容的瓜菜，被称为"厨房里的美容剂"。黄瓜中所含的黄瓜酶是一种有很强生物活性的生物酶，能有效地促进机体的新陈代谢，扩张皮肤毛细血管，促进血液循环，增强皮肤的氧化还原作用；黄瓜含有丰富的维生素 C，具有美白功效，对肌肤起到润肤、祛斑、防皱、增白的作用。醋有很好的抑菌和杀菌作用，而且对皮肤、头发能起到很好的保护作用，中国古代医学就有用醋入药的记载，认为它有嫩肤、祛痘、生发、美容、降压、减肥的功效。

温馨提示

痤疮可治又可防

防止痤疮的发生，应少食脂肪和糖类，尽可能避免吃刺激性食物，特别是油腻食物、油炸食物，最好能戒酒，多食蔬菜及水果。平时勤洗脸可减少毛孔被灰尘闭塞。避免用油性化妆品。患者应保持面部清洁，经常用温水硫黄肥皂洗涤颜面。禁止挤压，以免继发感染及遗留凹陷性瘢痕。此外，情绪要乐观愉快，保持大便通畅。

莱菔子散消除黄褐斑简便有效

症　状　黄褐斑

老偏方　莱菔子散；食疗偏方

黄褐斑，中医称为"黧黑斑""肝斑"等。此病多因忧思抑郁导致肝脾不和，进而形成血少不华、气滞痰阻、污浊之气上熏于面。莱菔子气味辛甘，长于利气而治痰，有调和脾胃，升降气机，消食化积之作用。莱菔子通过"去痰瘀、

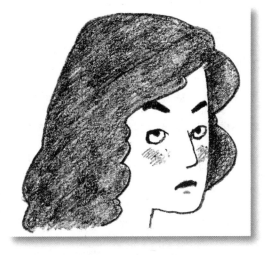

化积滞、散瘀血"而达到祛斑效果。据《本草纲目》记载：炒莱菔子有"治痰……利大小便"的功用，通过消痰、通便泄浊，排毒养颜，也正是其能消除黄褐斑的机制之一。药理研究表明：莱菔子所含的黄酮类是一种有效的自由基清除剂，能减少细胞内脂褐素的蓄积，消除面部黑色素的沉着，还能使面部滋润、柔嫩，白发减少或返黑。另外，炒莱菔子含有丰富的油脂，油脂本身就有养阴益气，润肠通便之功能，所以治疗老年习惯性便秘会有良效。

莱菔子，又称之为萝卜子。中医认为，莱菔子性平，味辛、甘；归肺、脾、胃经。功能消食除胀，降气化痰。常用于饮食停滞、脘腹胀痛、大便秘结、积滞泻痢、痰壅喘咳。因其消食除胀功效显著，有"冲墙倒壁"之称。然而，该品并非仅仅是消食除胀，对虚证用之，获效亦佳，其性和平，其气味又不峻，无偏胜之弊，所谓"冲墙倒壁"之说，实则是平气之有余而已。

　　有人或许会问：莱菔子充其量也就一味消食导滞药，要说它能消除面上黄褐斑，这是不是太离谱了？

　　医案为证，萝卜子消斑并非无稽之谈。张女士38岁，颜面起斑2年。2年前妊娠始发面部褐斑，生育后有所减轻，但未全部消退，近1年来明显加重。症见双颧、鼻背可见黄褐色斑片，边界清楚，形若蝴蝶。伴行经前双乳胀痛，月经后期，经血色暗、血块多，睡眠不佳，烦躁易怒，胸胁不舒，喜嗳气叹息，舌质暗有瘀斑，苔薄白，脉弦细。拟舒肝解郁，活血化瘀调理之。方用柴胡10克，当归10克，川芎10克，白芍20克，熟地10克，桃仁10克，丹皮10克，红花10克，栀子10克，泽兰10克，郁金10克，茯苓15克，薄荷（后下）5克，僵蚕15克。水煎服，每日1剂。用药2周后斑色变浅，经前乳胀痛减轻，经血色暗无血块。但患者不希望长期服用煎汤剂，要求用简便一点的方法治疗，故改用逍遥丸、当归片交替服用并加服"莱菔子散"。如此用药2周后，停用其他药物，单用"莱菔子散"内服。

◎**莱菔子散**

组成：莱菔子 300 克。

用法：将莱菔子用文火炒，炒至略焦且闻有香气时取出，稍冷
时去皮取仁，碾碎。饭前冲服，每日 2～3 次，每次 6～9
克，1 个月为 1 个疗程，可连服 2～3 个疗程。

张女士服药 1.5 个月后面部黄褐斑消退 80% 以上，双颧、鼻背散在数个豆粒大小浅褐色斑点。后仅服莱菔子散，3 个月左右，黄褐斑全部消退。

患黄褐斑者以女性居多，多数患者常伴不同程度的性情急躁易怒或郁闷寡欢、经期不调、食欲不佳等。临床应用表明，单味中药莱菔子（萝卜子）对黄褐斑有较好疗效。有 83 位患者曾试用此法，治愈 28 人（色素沉着全部消退），显效 42 人（色素沉着消退 50% 以上），好转 13 人（色素沉着消退 50% 以下），总有效率达 100%。

辨证食疗对黄褐斑也有较好辅助食疗作用。下面介绍临床常见证型及食疗偏方若干则。

1. 肝郁气滞型

此型由于肝郁气滞，郁而化火，灼伤阴血，发于面部而成色斑。患者除有色斑外还表现为急躁易怒、胸胁胀痛、情志不畅、胸闷气短、忧虑叹息、月经不调、痛经等。治疗取疏肝解郁之法。

◎猪肘香朴汤

组成：猪肘500克，香附10克，厚朴15克，枳壳10克，川芎5克。

用法：先将诸药放入砂锅中加清水适量，煎煮约20分钟，去渣留液，把洗净、切细的猪肘放入，再加入适量清水，再煎煮烂熟，加入调料，盐、酱油、味精、香葱即可。吃肉喝汤，每周2剂。

功效：疏肝理气，化瘀消斑。

◎美白五花茶

组成：赤小豆花2克，红花0.5克，茉莉花0.3克，桂花0.2克，凌霄花3克。

用法：开水冲泡，代茶饮，每日1剂。

功效：方中赤小豆花清热解毒，止渴醒酒；红花活血化瘀；茉莉花解郁散结，行气止痛；桂花散血消瘀；凌霄花活血散瘀、凉血去风。连续服用1个月即有显效。

◎玫瑰玉竹酒

组成：玫瑰花20克，葡萄干10克，小红枣（瓣开去核）6枚，生山楂15克，生人参10克，当归10克，黄精10克，

玉竹 10 克，枸杞子 10 克，制首乌 10 克，冰糖 50 克，
　　　佛手 5 克。

用法：诸药一起加工切碎，加上 1000 毫升黄酒一起置入容器中，
　　　密封浸泡 7 日即可饮用。玫瑰玉竹酒浸泡好了后，每天
　　　1～2 次，每次饮服 20 毫升。

功效：疏肝理气，舒筋活络，活血祛瘀，排毒强体。能润肤乌发，
　　　悦泽容颜，特别对容颜憔悴，面部没有光泽，皮肤晦暗
　　　黧黑，毛发干枯等症状有非常好的疗效。

　　玫瑰玉竹酒在药物的配伍上，充分体现了阴阳相合之道。利用药物
的阴柔之性加上黄酒的阳刚之性，孕化出一种氤氲的太和之气，这种太和
之气能由内而外滋润女人的肌体，从而获得清水出芙蓉般的靓丽容颜。

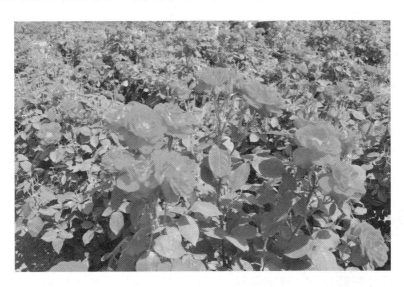

2.湿热蕴蒸型

此型由于湿热蕴蒸肌肤，面色蜡黄或斑色黑暗，甚或面部油脂泛泛，头发稀疏、肢体困倦、四肢无力、食少纳差、口淡无味、大便溏泻、舌苔黄腻等。治疗取健脾利湿清热之法。

◎薏菱粳米鸡粥

组成：薏苡仁 15 克，菱角 30 克，粳米 50 克，仔鸡肉 150 克。

用法：先将鸡肉洗净，放入沸水中焯掉血腥味，切成小块，与薏苡仁、粳米、菱角肉一同放入砂锅中，加入清水适量，先武后文火煎煮，至鸡肉烂熟，再加入生姜、盐、味精、葱花，再煮一沸即可服用。

◎桑叶祛斑茶

组成：霜桑叶(霜降后采摘的桑叶)500 克，去除杂质，干燥备用。

用法：每天取 15 克，沸水浸泡，当茶饮服，连服 1 个月为 1 个疗程。一般服用 15 天后可见色素变浅或斑块部分消退，服用 1 个疗程后可基本痊愈。治疗期间，可多喝一些黄豆芽汤。

桑叶清肝养肝、疏散风热。研究证实，桑叶中所含的槲皮素、酚类化合物、维生素C等成分能通过抑制或清除自由基来防止氧化损伤。桑叶具有提高体内超氧化物歧化酶的活性，阻止体内有害物质的产生，减少或消除已经产生

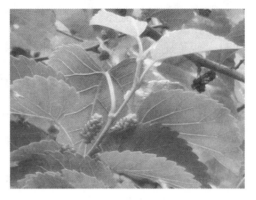

并积滞于体内的脂褐质。药理研究还表明，桑叶富含黄酮苷、酚类、氨基酸、有机酸、胡萝卜素、维生素及多种人体必需的微量元素，这对改善和调节皮肤组织的新陈代谢，特别是抑制色素沉着的发生和发展均有积极作用。如果将桑叶煎汁，提取其有效成分并经浓缩后作为化妆品添加剂加入美容霜中，口服同时长期外用，无疑对面部褐色斑会有更好的效果。

◎ **香油拌菠菜**

组成：菠菜100～150克，香油适量。

用法：将新鲜菠菜洗净，放入煮沸的水内，焯约2分钟，捞出，控干水后，放入凉开水中浸约2分钟，捞出后，用手挤去水，切段，加入食盐、香油，拌匀即可食用。

功效：润肠通便，清肠养颜。

菠菜性寒味甘，有益五脏、通血脉、养血润燥、润肠通便的功效。现代研究表明，每100克菠菜含钾500毫克，还含有丰富的维生素C与

矿物质钙，能降低血压。菠菜含有大量的膳食纤维，有防治便秘的作用。同时，菠菜还能降低老年人患视网膜退化症的危险。据认为，这是菠菜中含有的类黄酮所起的作用，类黄酮能防治眼睛黄斑变性。最近研究发现，菠菜的提取物能抑制黑色素在皮肤内沉着，有防治妇女面部蝴蝶斑的功效，其原因可能是因为菠菜含有丰富的维生素 C、维生素 E 和叶酸。

香油拌菠菜，做法简便。拌菠菜，之所以选用香油，是因为香油有润燥通便的作用，能解肠内热，不仅能增加菠菜的润肠效果，还可增添菠菜鲜香滑嫩的风味。老人与妇女，常吃菠菜有益。但应注意两点，一是每次食量不宜大，以 100～150 克为佳；二是脾胃虚弱者不宜吃，因菠菜性寒，可能导致腹痛和泄泻。

3. 肾虚津亏型

此型表现为肾气不足，肾水不能上承，本色不能上泛，郁于面部，出现暗黑或黄褐斑，同时会有腰膝酸软、身体羸瘦，头昏耳鸣，盗汗不眠、午后潮热、月经量少且淡，治疗宜用滋阴补肾之法。若津血亏虚，不能濡养肌肤，故面色灰暗黄黑、皮肤干燥、毛发枯燥、爪甲不荣、身体消瘦、口舌津枯、皮肤脱屑、皲裂者，治疗则宜用养血滋润肌肤之法。

◎猪腰祛斑补肾粥

组成：粳米 200 克，猪肾 1 对，山药 50 克，薏苡仁 50 克。

用法：将猪肾去筋膜、臊线，用清水泡半小时，去除血水，洗干净，切成小块，用开水焯掉臊味；粳米淘洗干净；山药与薏苡仁放入砂锅中煎水，去渣留液，将粳米与猪肾放入，再加适量清水，煎烂趁温热服，可加适量盐或糖调味。

功效：滋阴补肾，美容消斑。

◎猪蹄鸽蛋当归汤

组成：鸽蛋10个，当归10克，猪蹄1只。

用法：先将猪蹄洗净，放入锅中煮烫，刮去粗皮，砍成小块，放入油锅中，油锅中放入油和调料，姜、葱、盐、料酒、酱油、大蒜，下猪蹄翻炒片刻，放入砂锅中，加入煮熟的鸽蛋和当归（当归纱布包），加入清水适量煎煮烂熟，吃肉、蛋，喝汤。

功效：此汤气味芳香可口，功能养血润燥，美白肌肤。

◎桃仁牛奶芝麻糊

组成：核桃仁30克，牛乳300毫升，豆浆200毫升，黑芝麻20克。

用法：先将核桃仁、黑芝麻放小磨中磨碎，与牛乳、豆浆调匀，放入锅中煮沸，再加白糖适量，每日早晚各吃1小碗。

功效：润肤悦颜。适用于皮肤黄褐斑及皱纹皮肤。

◎鸡血鸡蛋汤

组成：鸡血 30 克，鸡蛋 2 枚，白糖 10 克。

用法：将鸡血与鸡蛋一同放入锅中，加入适量清水，煮至鸡蛋
　　　熟后，捞出鸡蛋，去壳，再放锅中稍煮片刻，调入白糖
　　　即可。每次吃蛋喝汤。

功效：此汤有养血滋阴，美容护肤，消除黄褐斑的功效。

有些外治偏方对消除黄褐斑也有一定疗效，介绍若干供参考选用。

◎紫草汤

组成：紫草 30 克，茜草、白芷各 10 克，赤芍、苏木、红花、厚朴、
　　　丝瓜络、木通各 15 克。

用法：上药加水 2000～2500 毫升，煮沸 15～20 分钟，外洗
　　　面部并湿敷。

功效：对肝斑、中毒性黑皮病及面部继发性色素沉着疗效较好。

◎酒制蛋清

组成：鸡蛋 5 枚，白酒 800 毫升。

用法：将鸡蛋放入酒坛中，倒入白酒，加盖密封浸泡 28 天后，

倒出白酒，取出鸡蛋，打碎蛋壳，单取蛋清，于每晚睡前涂于面部斑处。每日 1 次。

功效：疏经活络，活血消斑。

◎五白消斑膏

组成：白及、白附子、白芷各 6 克，白蔹、白木香各 4.5 克，密佗僧 3 克。

用法：上药共研细末，每次用少许药末放入鸡蛋清调成稀膏。晚睡前先用温水浴面,然后将药膏涂于有斑处,晨起洗净。

功效：主治面部色斑。

◎白芷祛斑膏

组成：白芷 200 克，白附子 40 克，菟丝子 400 克。

用法：将前两味研成极细末待用；菟丝子洗净，加冷水 1500 毫升，浸泡 2 小时后，文火煎 1 小时，滤取药液 400 毫升，将白芷、白附子细末趁热掺入菟丝子药液之中，充分搅拌和匀，装瓶备用。每晚用冷水洗脸后，取药膏适量均匀薄涂皮损处，保留两小时以上，临睡前用软纸擦去（勿用水洗）。1 个月为 1 个疗程。

功效：方中白芷为美容佳品，《本草纲目》谓其"长肌肤，润泽颜色，可作面脂"。菟丝子，《神农本草经》认为其汁可去面上黑斑。白附子，《本草纲目》说能治"面上百病，……面瘢疵"，可以"入面脂用"。

◎复方氢醌霜

组成：白芷、白蔹、白及、当归、川芎、桃仁、细辛各100克。

用法：上药共研细末，过80目筛备用。患者洁面后用开水将中药面膜15克调成糊状，待温热时敷于面部，40分钟后洗去，每3天1次。每天晚上睡前搽复方氢醌霜于患处，并轻轻按摩以利吸收，避免搽及口周、眼周。1个月为1个疗程，连续用药2个疗程。

上方同时配合内服辨证加减中药疗效更佳。肝气不舒，易怒者加服逍遥丸；体弱、肾虚腰痛者加服六味地黄丸。注意事项：治疗期间注意防晒，白天可搽市售防晒霜。用复方氢醌霜有轻微刺痛感，减量或停用即消失；用中药面膜时有灼热感，一般均能适应。

◎山楂粉调蛋清

组成：生山楂（研末）500克，鸡蛋清适量。

用法：将干燥的生山楂研成极细粉末，贮瓶备用。患者先用温
水洗脸，用毛巾把脸揩干。每次取山楂粉6克，用鸡蛋
清将山楂粉调成糊状，薄薄地敷于面部，保留1小时后
洗净，每天早晚各敷1次。敷上药糊后，可配合手法按
摩以助药力。涂敷60次为1个疗程，一般患者涂敷1～2
个疗程后即可见效甚至痊愈。

黄褐斑多由于气滞血瘀造成气血不能上荣于面部。山楂味酸甘，可入脾经、胃经和肝经。能降血脂，化瘀血。《本草纲目》引宁原语云：山楂"化血块气块，活血"。研究认为，山楂中的有效成分能扩张血

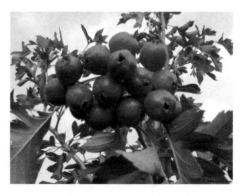

管、通利血脉、清除局部瘀血。蛋清有滋润皮肤的作用，它富含多种氨基酸，可使新生皮肤取代色素沉着的陈旧皮肤。有助于消除各种皮肤色素斑。将山楂与蛋清调和后敷面，既可调畅面部气血，又能润肤消斑，故对清除黄褐斑有一定的疗效。临床曾用此方治疗12例黄褐斑患者，有6例痊愈（面部色素沉着消退，肤色如常人），有4例见效（患部肤质改变，色素沉着变淡），有2例无效（治疗前后变化不明显），总有效率为83.3%。

温馨提示

祛斑勿忘治"本"

　　现代医学认为，黄褐斑常与消化道疾病、盆腔炎、内分泌失调、妊娠等因素有关，长期服用避孕药也可发生。因此，积极治疗各种原发性疾病，注意调节内分泌功能，避免长期服用避孕药，都有利于防止黄褐斑的发生。患者要避免性情抑郁，保持心情舒畅。少晒太阳，戴帽或撑伞或搽防晒霜。饮食清淡而富有营养，勿食辛辣油腻。面部禁用含激素类的外用药。

酒渣鼻难看更难受，妙用硫黄、大黄解烦忧

症　状　酒渣鼻，俗称"红鼻子"

老偏方　颠倒散（硫黄＋大黄）

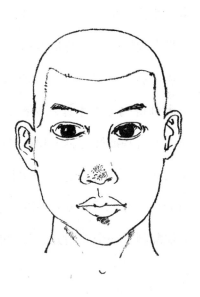

所谓酒渣鼻，俗称"红鼻子"，是见于鼻部的一种常见的慢性炎症性皮肤病。主要表现为鼻部，特别是鼻尖、鼻翼两侧的皮肤上，有明显的毛细血管扩张，或有绿豆大小突出的丘疹、脓疱。酒渣鼻好发于中青年男女，影响容貌和交际活动，尤其会给年轻患者带来烦恼，不利于身心健康。故防治红鼻子，一直是患者及其家属颇为关心的问题。

酒渣鼻的皮肤损害由轻到重，可分为红斑期、丘疹脓疱期和鼻赘期3期，一般发展缓慢。①红斑期：早期面部皮肤弥漫性潮红，尤以鼻尖与鼻翼两侧极易形成红斑，时隐时现。当频频发作时，红斑即持久不退，且由鲜红色转至深红色，毛细血管扩张，呈树枝状。皮脂分泌旺盛，多伴有皮脂溢出症。②丘疹脓疱期：在红斑基础上继续发展，出现成批针头大小

或绿豆大小的丘疹或脓疱，此时毛细血管扩张更为明显，尤其在鼻尖部清晰可见，纵横交错，呈麦芒或蛛网状。若长期不愈，可发展为鼻赘期。

③鼻赘期：此时鼻部皮肤结缔组织增生、肥大、变形、皮脂腺异常增大，致使鼻尖部形成大小不等的结节状隆起，似乳头状或像瘤子，称为鼻赘。若病变继续发展，鼻子的表面会高低不平，皮肤腺口极度扩大，呈蜂窝状，触之柔软，挤压时有黄白色黏稠状皮脂分泌溢出，甚感不适。

试想，如果一个人的脸上长了个"红鼻头"，肯定影响美观，无论是谁得这种病，都不会好受，特别是那些帅哥靓女们，那可是大煞风景的事。小杨是个身材高大的男子汉，人长得帅气，在单位还是办公室主任，可最令他感到烦恼的是不幸得了酒渣鼻，一心想治好它，经朋友介绍，他认识了我。小杨从小喜欢吃辣椒、大蒜等，过去单位接待应酬多，几乎每天都得喝上个半斤八两酒，饮食习惯就是嗜酒、喜辛辣。近几年，他原本就有些油性的鼻尖和鼻翼周围长出了很多小红疹。为治疗这个症状，小杨用了不少药，就是不见效果，现在反而越来越严重了，最终变成了酒渣鼻。考虑酒渣鼻大多以外治为主，我在嘱其戒酒、少吃辛辣食品外，给他配制了一个外用方。兹录如下。

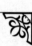

◎颠倒散

组成：硫黄、大黄各等份。

用法：上药各研成极细末，拌匀，贮瓶备用。每次取药末5克，放入酒盅内，加凉开水适量，调成糊状。每晚临睡前，用白醋洗净鼻子后，取毛笔或小毛刷蘸药糊涂鼻部，次晨洗脸时洗去。每晚1次，1个月为1个疗程。

引起酒渣鼻的病因错综复杂，其诱因如嗜酒或食用辛辣食物；高温或寒冷的刺激；精神紧张、情绪激动以及消化不良、便秘、内分泌失调，特别是甲状腺及性腺功能紊乱等等。上述诱因均可使血管运动神经功能失调，使毛细血管长期扩张而导致酒渣鼻。研究发现，大多数酒渣鼻病人都与毛囊虫的感染密切相关。既往治疗酒渣鼻的药物主要有四环素、甲硝唑等，但疗效往往不尽如人意。

中医认为本病是的发生外因虫螨（毛囊虫）侵蚀为害，内因是肺热、胃火上熏所致。治疗宜杀虫、泻火同步进行。我上面介绍的这则外治方中的硫黄解毒杀虫疗疮，《名医别录》说它能治"鼻衄恶疮"。临床上硫黄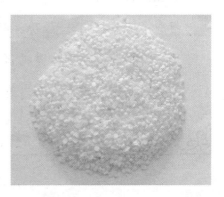可用于疥癣、湿疹、皮肤瘙痒。其中，升华硫黄又称为硫华，与皮肤及组织接触，在其分泌物的作用下生成硫化物，有使皮肤软化及杀菌作用；沉降硫黄又称为硫乳，与皮肤接触在其分泌物的作用下可产生硫化氢及五硫黄酸，有杀菌、杀疥的作用。大黄苦寒，清热泻火，《本草纲目》说它能治"诸火疮"。现代研究表明，大黄有抗细菌、真菌、病毒等作用，对多种动物实验性炎症有明显抑制作用。我告诉小杨，每日按以上交代的方法涂药膏，同时取黄芩5克，桑白皮12克，每日1剂，水煎当茶饮。中医说"肺开窍于鼻"，红鼻子就是肺热作祟。《神农本草经》说：黄芩能治"恶疮疽蚀火疡"；《本草纲目》说：黄芩"得桑白皮泻肺火"。小杨按我的所嘱之法用之，3个月后鼻头和鼻翼红色丘疹、脓疱渐渐消失了。后经数月调治，酒渣鼻的烦恼也就真的消除了。

临床上，以硫黄为主药用于治疗酒渣鼻的偏方比较多，选介5则如下。

◎硫黄轻粉膏

组成：硫黄30克，轻粉、密陀僧、白矾各3克。

用法：上药用凡士林调成20%的软膏，涂敷患处。

功效：此方有杀虫止痒，敛疮护肤之功。

注意：本方有毒，切勿入口。

◎硫黄巴豆膏

组成：硫黄、巴豆、乳香、轻粉各等份。

用法：上药同研为极细末，用蜂蜜调匀成膏，涂敷患处。

注意：此药有毒，切勿入口。

◎硫黄密佗僧膏

组成：硫黄15克，密佗僧30克，玄参15克，轻粉12克。

用法：研成细末，用蜜调成糊剂。早、晚各搽1次，每次在患部搓搽约5分钟。

◎硫黄荞麦炭膏

组成：硫黄、生大黄、荞麦炭各等量。

用法：先取荞麦适量烧成炭，待冷研成粉；再与大黄、硫黄共研成极细粉，瓶贮备用。于每晚睡前取药粉适量，用冷开水调成糊状，涂于患处，翌晨用温开水洗去。每晚1次，直至鼻尖赤色消除为止。

◎硫黄杏仁膏

组成：硫黄25克，大黄30克，轻粉6克，杏仁（去皮）27个。

用法：上药共研为细末，加凡士林100克，调匀成膏。每日局部涂1～3次。

硫黄治疗酒渣鼻疗效是肯定的，除以硫黄为主的偏方外，民间流传的经临床验证有一定疗效的中药妙方还很多。推荐数则，以供参考选用。

◎大黄芒硝蛋清糊

组成：生大黄30克，净芒硝30克。

用法：先将大黄研成极细粉，再与芒硝共研匀，瓶装备用。于每晚临睡前取药粉适量，用鸡蛋清调如糊状，涂于患处。翌晨先以温开水润透再洗去。每天涂1次，直至鼻尖赤色消退为止。

◎大风二子膏

组成：大风子仁6克，榧子仁6克，轻粉2克。

用法：将3药研烂成膏状，瓶贮备用。每晚睡前取药膏适量，涂于患处，外以消毒纱布覆盖，胶布固定，翌晨去掉。通常连续涂搽2～3周可愈。

注意：大风子仁和榧子仁，均宜选择未走油者，其药效才佳。

◎二白杏仁散

组成：白蔹、白石脂、杏仁各等份。

用法：上药共研细末，贮瓶备用。每次取适量药粉，与鸡蛋清调匀，睡前涂患处，次日早晨洗去。

◎蛤粉青黛散

组成：蛤粉15克，轻粉、川柏各75克，青黛4.5克，煅石膏15克。

用法：上药各研细末，和匀，用香油60毫升调匀为膏。先用温水洗净面部将上药以冷水调涂患处。

◎四仁散

组成：大风子30克，火麻仁30克，核桃仁30克，木鳖子22克，水银30克，樟脑22克。

用法：先将大风子、火麻仁、木鳖子共研细末，入樟脑调匀，再入核桃仁共捣如泥，然后慢慢加水银研磨均匀即可，研时酌加蒸馏水。用时，每天早、晚各搽1次，每次取蚕豆大小药膏用纱布包裹揉擦鼻部，揉时不可用力过大，否则效果反之。

注意：用药期间忌食刺激之品，如烟、酒、五辛、辣椒等。多吃水果蔬菜，少吃脂肪类食物。揉擦时，药膏勿入鼻腔，以免鼻腔受损而影响疗效。

四仁散选自四川名中医龚志贤（1907—）的《龚志贤临床经验集》。方中以大风子、水银、樟脑祛风燥湿杀虫；火麻仁润燥活血；核桃仁补肾润肺；木鳖子消肿散结解毒。故有祛风解毒，燥湿杀虫之效。本方为龚老先生在临床上屡试不爽行之有效的效验单方，可供诸君参考应用。

酒渣鼻内治，一是清热凉血化瘀，可选清代学者吴谦《医宗金鉴》之凉血四物汤加减。

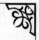

◎凉血四物汤加减

组成：当归9克，生地黄9克，川芎9克，赤芍9克，黄芩（酒炒）9克，赤茯苓9克，陈皮9克，红花9克，五灵脂6克，辛夷花9克，制大黄6克，甘草3克。

用法：水煎服。每日1剂，日服3次。

功效：清肺理气，活血祛瘀。用于酒渣鼻，鼻部颜面黯红，证属血瘀者。

方中用黄芩、生地黄、赤芍清热凉血；陈皮、赤茯苓合黄芩清肺理气，利水泄热；当归、川芎、红花、五灵脂活血祛瘀；甘草解毒和药。诸药合用，共奏清热凉血，理气化痰，活血祛瘀之功。本方还可用于痤疮、过敏性紫癜、银屑病等病症。

二是根据辨证属阴虚内热上熏者，治则宜注重养阴清热，可用加味养阴清热汤。

◎加味养阴清热汤

组成：玄参12克，生地黄15克，白花蛇舌草30克，黄芩9克，生石膏12克，制大黄9克，侧柏叶12克，生山楂12克，桑白皮9克。

用法：水煎服。每日1剂，日服2次。在服药同时，应配合用"颠倒散"（大黄、硫黄各等份，共研细末，以茶水调之外涂敷患处）。屡用效佳。一般连用药2个月左右，即收全功。

功效：养阴清热通腑。主治酒渣鼻。

此为近代名医顾伯华（1916—1993）教授经验方。方用白花蛇舌草、黄芩清热解毒；桑白皮、生石膏宣肺透热；生地、侧柏叶、生山楂凉血活血；玄参滋阴降火；制大黄通腑泄热。合而用之，共奏养阴凉血，清热通腑之功。

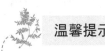

温馨提示

自我养护很重要

目前大多数学者认为毛囊虫感染是发病的重要因素，但不是唯一的因素。嗜酒、喜食辛辣食物、高温及寒冷刺激、消化功能紊乱、内分泌失调等也可促发本病。故治疗期间应忌食辛辣、酒类等辛热刺激物。在用药的同时，要特别注意面部皮肤的清洁防护。油性皮肤的人可用硫黄皂清洁面部，敏感肤质的人可用硼酸进行面部的清洁，中性皮肤的人则可根据自己的情况选择。

"鬼剃头"苦不堪，中医驱"鬼"有妙招

症　状　斑秃，头发呈斑成片脱落

老偏方　骨碎补酊；一味茯苓饮

一个平素健康的人，一夜功夫头发脱落一片，于是民间就传出了"鬼剃头"的说法，这显然是毫无科学依据的。这种现象医学上称为"斑秃"。为什么会发生呢？道理很简单：人的头发像庄稼一样，需要营养灌溉才能苗壮生长，古医籍说："发为血之余"，从头发生长状况可以看出气血盛衰状况。例如有人患了严重贫血，他的头发往往就像庄稼缺少肥料一样，变得细软无力或枯黄憔悴，非常容易脱落。斑秃是脱发的一种，它既与上述因素相关，又有其他较多的致病因素。斑秃发病除少数与慢性病灶有关外，其余皆与神经精神因素有关。

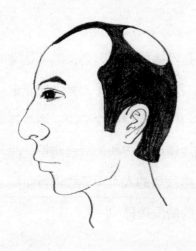
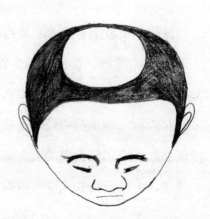

轻型斑秃患者，仅头皮上有一处或几处圆形脱发，常不自知；重者，全身毛发可在短期内大部脱光，称为全秃。这种现象称为"斑秃"。

斑秃是脱发的一种，特征是头发呈片状脱落。中医认为，民间所谓的"鬼剃头"，实际上是血虚生风，发失滋荣所致。斑秃的治疗，一般不需要内服药。中医外治的基本原则是刺激局部血液运行，促进毛发生长。

我曾遇到一位23岁的女性患者，这位女士自诉4个月前工作压力大出现头顶部不规则斑片状脱发，局部无痛痒，脱发区边缘头发松动，严重时稍触即落，曾在外院治疗，效果不显，脱发区逐渐向外周扩大。因为听老人们说是这病是"鬼剃头"，心里非常恐惧，遂来就诊。症见：头顶部见大小约为10厘米×6厘米的不规则斑片状脱发区，边缘头发稀疏、纤细，患处局部皮肤无痛痒，伴失眠多梦，腹胀纳差，大便溏，小便可，舌质淡，苔白腻，脉细滑。证属"斑秃"心脾两虚，气滞湿阻。治宜健脾渗湿，养心安神。即以骨碎补酊涂刷患处，同时内服一味茯苓饮。调治1个月后斑秃部位生出茸毛，2个月后长出了1寸长的乌黑短发，继服茯苓粉3月余，斑秃痊愈。

又治某男，45岁。患者1个月前无明显诱因在头侧出现约4.5厘米×4.5厘米大小片状脱发，形如钱币，头皮光亮显露，伴神疲乏力，失眠多梦，腰膝酸软，舌淡暗少苔，脉细涩。仍以骨碎补酊涂刷配合内服一味茯苓饮治疗，患者急切求愈，故同时给予内服中药汤剂，以养血祛风，滋阴安神。处方：天麻12克，熟地黄15克，当归15克，川芎15克，白芍15克，墨旱莲15克，女贞子15克，茯神15克，远志12克，太子参15克，合欢皮15克，首乌藤30克，炒枣仁15克，羌活9克，炙甘草6克。每日1剂，水煎服，分早晚饭后温服。嘱其调畅情志，勿食辛辣油腻之物。治疗 1 个月显效，近 3 个月痊愈，至今未复发。

> ◎**骨碎补酊**
>
> 组成：骨碎补 25 克，墨旱莲 25 克。
>
> 用法：将药物加 75% 乙醇 200 毫升，浸泡 1 周后用，每日用牙刷蘸取药液，反复刷涂患处数次，30 天为 1 个疗程。

骨碎补功能味苦，气温，无毒。补肾、活血、止血，入骨，用之以补接伤碎最神。外治斑秃，白癜风。骨碎补用于治疗脱发（斑秃是脱发之一种）古已有之。早在明代，李时珍的《本草纲目》即载："病后发落：胡孙姜（骨碎补）、野蔷薇嫩枝煎汁，刷之。"《福建中草药》亦收载有民间偏方："治斑秃：鲜槲蕨（亦即骨碎补）25 克，斑蝥五只，烧酒150 克，浸十二天后，过滤擦患处，日二至三次。"

墨旱莲甘、酸，平，无毒。《本草纲目》说能："乌髭发，益肾阴。"两者配伍，再加以乙醇的活血行血、扩张血管作用，故而治斑秃有良效。

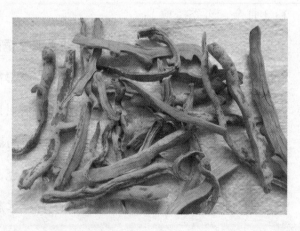

◎一味茯苓饮

组成：茯苓500～1000克。将茯苓研为极细末，过筛，贮瓶备用。

用法：每次6克，每日2～3次，白开水冲服。要坚持服一个
比较长的时期，以发根生出为度。或于睡前服10克，1
个月为1个疗程。

一味茯苓饮是近代中医大家岳美中
（1900—1982）先生所传之经验方，临床
证实治疗斑秃可取得较好效果。岳老认为，
斑秃的形成多因水气上泛巅顶，侵蚀发根，
使发根腐而枯落。"茯苓得松之余气而成，
甘淡而平，能守五脏真气。其性先升后降。"
《内经》言："饮入于胃，游溢精气，上
输于脾，脾气散精，上归于肺，通调水道，

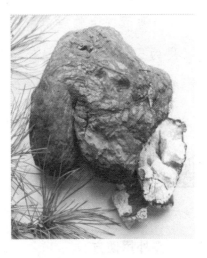

下输膀胱。"则知淡渗之味性，必先上升而后下降，膀胱气化，则小便利。
中药茯苓可治斑秃，因茯苓淡渗利湿，能上行渗水湿，导饮下降，湿去则
发生，虽不是直接生发，但亦合乎"伏其所主，先其所因"的治疗法则。
此法需坚持服至发根生出。其实中医很早就开始从丰富的中医古代文献
中发掘脱发的证治规律，比如《脾胃论·脾胃胜衰论》中的"夫胃病其脉
缓，脾病其脉迟。且其人当脐有动气，按之牢若痛，若火乘土位，其脉洪
缓，更有身热，心中不便之证。此阳气衰落，不能生发"，《医林改错》

所讲的"无病脱发，亦是血瘀"，以及《诸病源候论·毛发病诸候》记录的"血盛则荣于须发，故须发美；若血气衰弱，经脉虚竭，不能荣润，故须发秃落"。因此中医治疗斑秃在药物治疗的同时，常辅助推拿按摩、针灸技术，外部调理促进疗效发挥，具有良好的综合治疗效果。下面介绍几种斑秃的常规外治方法及临床证实有一定疗效的偏方若干则。

◎局部刺激

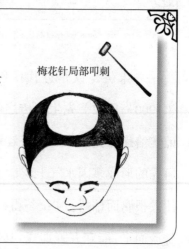
梅花针局部叩刺

每天晚上临睡前用手指搔抓患处头皮约5分钟，直到局部感到发热为止，有助于局部血液循环，促进毛发新生。或可用梅花针轻轻叩击患处。

◎外用便方

外搽药可选生姜汁、10%樟脑酊、花椒酊（花椒125克，浸于75%乙醇500毫升中，24小时后即可用）等。也可用中药毛姜（骨碎补），蘸烧酒，局部用力摩擦，每日1～2次。若发于夏天，还可用红瓤西瓜皮反复擦拭患处头皮。

◎柏叶酊

鲜侧柏叶 100 克，加入 75% 乙醇 250 毫升中浸泡 1 周后备用。每次用梅花针叩击斑秃局部后，用药棉蘸柏叶酊外搽，每天 2 次，10 次为 1 个疗程。梅花针叩击具有活血通络，祛瘀生新的作用；侧柏叶微寒，有活血养血、凉血止血、生肌之功效，其主要成分为蒎烯、丁香油及维生素 C 等。二法合用，疗效好而无毒副作用。

◎生发酊

①有报道用鲜侧柏叶 350 克，丹参 100 克，桂枝 100 克，生姜、葱各 60 克，生半夏 80 克，蛇床子 40 克，明矾 10 克，泡入乙醇 6000 毫升，1 周后外搽患处，治疗 30 例斑秃，有效率为 76.7%。

②补骨脂 25 克，墨旱莲 25 克，加入 75% 乙醇 200 毫升中，浸泡 1 周后外搽患处。有人用此方治疗 8 例斑秃均获痊愈。

③人参叶、侧柏叶、毛姜（骨碎补）、白鲜皮各 12 克，高粱酒 500 毫升，浸渍 1 周，每天 3～4 次，轻擦斑秃区。此外，还有人用夹竹桃叶研粉配成 10% 酊剂外涂，均获满意疗效。

◎斑槿酒

组成：斑蝥9只，紫槿皮30克，樟脑12克，白酒200毫升。

用法：浸泡2周后即可外搽局部。

◎羊踯躅酒

①羊踯躅15克，骨碎补15克，川花椒30克，高粱酒250毫升。将诸药浸入高粱酒中，7日后即可启用。涂药前，最好先用老姜切成

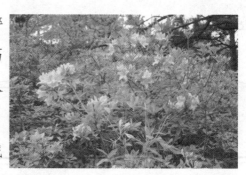

平面擦患处，待擦至皮肤有刺痛感时再涂擦药酒，每日早、晚各1次。

②羊踯躅花9克，地鳖虫9克，高粱酒150毫升。将前二药研碎，浸入酒中，浸泡10天后启用。先用骨碎补切片擦患处，擦至皮肤有微刺痛感时再涂擦药酒，每日早、晚各1次。

◎三仁二仙膏

组成：核桃仁、香榧仁、白果仁各30克，鲜侧柏叶（摘去细枝）、鲜骨碎补（刮去毛叶）各300克。先将前3种果仁去净外衣，

入石臼中杵烂如泥，再将鲜侧柏叶、鲜骨碎补加入同杵极烂，后用细夏布包扎如球状备用。

用法：将药球在火上烘热擦患处，每日早、晚各 1 次。通常于 1 剂药擦完后，毛发即可陆续长出。

对于病情较重的斑秃患者，可选择内服斑秃丸、首乌片、当归丸、二至丸或桑麻丸等，能收到养血、祛风、生发的效果。采取口服或外用 8-甲氧基补骨脂素，加长波紫外线照射治疗斑秃，亦有良效。饮食物中要注意补充 B 族维生素和钙，适当配合西药安定、谷维素等，对调节神经系统功能也是有益的。

回过头来，我们有必要与读者朋友探讨一下发生斑秃的主要症结究竟在哪里？这对于防治斑秃有着十分重要的意义。本病的病因不是十分明了，那么，是什么"鬼"在作祟呢？其实，只要仔细"盘问"，患者都不难"供出"那些"内鬼"或"外鬼"来，有时单"鬼"就能把头"剃"了，有时得群"鬼"同时作乱，才能得逞。

1. "内鬼"作祟病根在自身

前面已然提到，斑秃的病因虽不十分明了，但有一点是比较明确的，这就是斑秃发病除少数与慢性病灶有关外，其余皆与神经精神因素有关。

（1）视力疲劳：常躺着读书、看报、熬夜，长时间上网、看电视，又伴有近视、远视、散光或老花等眼疾，加之眼镜配得不合适，就更加重了视力疲劳。这些情况能使脑神经反射性地引起头皮血管功能失调，导致脱发。

（2）睡眠不佳：在斑秃的进展期，几乎全部患者都抱怨夜间梦多、噩梦连连。晚上睡不着、早上叫不醒，整日疲倦、头晕眼花。患者常服安眠药，初时有效，停后更重，有的出现严重的副作用。

（3）性格因素：大多数患者性情急躁或脾气倔强，争强好胜，办事常挑灯夜战到天明，动不动就"上火""生气"。个别性格内向的患者抑郁寡欢、出现轻重不一的神经症、自觉全身是病。一旦发现了斑秃，心情更是雪上加霜、进入恶性循环，一把一把地掉头发，终于变成全秃。

（4）精神刺激：有一家知名媒体曾报道，国内某著名演员因儿子出事非常悲愤，身体在短短1个月内瘦脱了形，头顶右侧莫名其妙秃了一块。我国传统医学对此现象早有研究，认为"斑秃"是遭遇重大心理刺激后的一种躯体反应。现代医学不仅证明了这一点，而且对心理刺激给人心身影响的研究更加深入、全面。不论是谁，只要心理刺激达到一定强度，都有可能出现心理或躯体问题，而这些问题又常常是在当事人不知不觉的情况下发生。

2. "外鬼"作乱病因有多端

（1）意外事故：如一位司机为躲险而导致交通事故，第三天出现了斑秃；一位商人在重要文件包丢失之后不久发病；一位姑娘在诊室被窃之后大哭一场，第二天开始连续数日头发、眉毛、睫毛陆续脱光。

（2）压力作怪：长期的精神刺激可使毛发逐步脱光，如环境嘈杂、任务繁重、学习紧张、人际关系复杂、官场斗争、失恋、婚变、疾病缠身等。

（3）管教不当：这是儿童患斑秃的最常见原因。家长的溺爱娇惯或苛责打骂都是"为鬼作伥"，有时连3岁小儿也可发病。例如有的儿童被迫学琴学画、请多个家教，睡眠严重不足，而且稍有懈怠就严加责罚；有的儿童被惯得只要要求不能被满足，就撒娇、哭闹。

3. 不药而愈驱"鬼"有妙招

"鬼"是否会"剃头"，因人而异。医生与患者若能细心探寻病因，共同驱"鬼"，斑秃往往能不药而愈。虽然新生的毛发难免又细又白，不过数月之后就会变粗、变黑，完全不留"鬼迹"。不过，年长者生出的白发也可能不再变黑。如何驱"鬼"防治斑秃，以下建议可供参考：

（1）养成生活好习惯：不躺着看书、看报，不熬夜，少看电视，少上网，以防视力疲劳。工作或学习之处光线要适当，有屈光不正者要戴或更换合适的眼镜，学会做眼保健操。

（2）睡眠保健不可少：保证充足睡眠，避免长期服用安眠药。对失眠、噩梦采取坦然心态：偶尔失眠莫焦虑，烦扰心神更难眠；正视噩梦需调心，心地安然保安宁。法乎于自然，"鬼"岂奈我何？

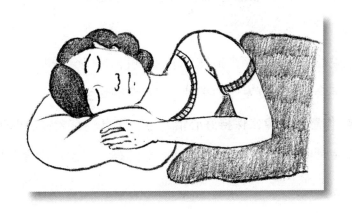

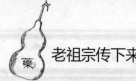

（3）培养良好人格情操："人贵有自知之明"。应该知道自己的急性子、暴脾气对人对己都不利。虽说是"江山易改，禀性难移"，但能改多少改多少，为了驱"鬼"治病，也学个"大丈夫能屈能伸"吧。

（4）莫为人生意外困扰：亡羊补牢，为时未晚，塞翁失马，焉知非福。诚然，还是应当尽力避免意外事件的发生，尽量压缩意外事故所造成的精神创伤。

（5）把压力转变为动力：对付环境中的"鬼"，可用庄子的名言："若夫乘天地之正，而御六气之辩，以游无穷者，彼且恶乎待哉？"说的是：会乘天地间的纯正之气，驾驭六气变化的人是无所期待和焦虑的。

（6）教育孩子宽严有度：对患斑秃的孩子，家长不要对子女期待过高或过分娇纵。只要从溺爱和苛责的两极回到适度的关爱，他们的头发就会很快生长出来。何况家长改变态度，对自己也是很重要的。

温馨提示

斑秃患者宜早治疗重调护

斑秃后宜尽早治疗，错失治疗的时机，不仅会增加以后治愈的难度，还会增加反复发作的概率。自我调护尚须注意几点。

◆ **作息要规律，保持好心情** 生活作息应有大致的规律性，在日常生活中尽量保持情绪的稳定，忌焦躁、忧虑，"恬淡虚无，真气从之，精神内守，病安从来"；同时应保证充足的睡眠，忌疲劳过度。

◆ **护理讲科学，促进血循环** 不要用尼龙梳子和头刷，因尼龙梳子和头刷易产生静电，会给头发和头皮带来不良刺激，最理想的是选用黄杨木梳和猪鬃头刷，既能去除头屑，增加头发光泽，又能按摩头皮，促进血液循环。最忌碱强性洗发剂。

◆ **食饮须有节，肠清利康复** 节制饮酒，白酒，特别是烫热的白酒会使头皮产生热气和湿气，引起脱发；多食蔬菜防止便秘，要常年坚持多吃谷物，水果，如蔬菜摄入减少，易引起便秘而"弄脏血液"，影响头发质量，得了痔疮还会加速头顶部的脱发。

宝宝"奶癣"莫用奶搽，小小偏方就能搞定

症　状　面部、额部或躯体出现红色丘疹，或渗液，多伴瘙痒
老偏方　银花藤外洗；墨旱莲液外涂

婴幼儿湿疹俗称"奶癣"。多发生在婴儿出生后 1～6 个月（有干性和湿性两种）。疹从两颊开始，逐渐蔓延至额部、头上，少数可发展至胸背及上肢等部位。初起为细碎红疹，夹有丘疹、水疱，如擦破感染后则融合成片，瘙痒、糜烂，渗出黄水，干燥后结成黄色薄痂。

前不久，有位女士因孩子患湿疹找到我，她说有人介绍用母乳涂脸可治婴儿湿疹，结果涂了好多天都没有效果，

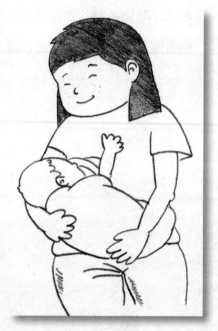

而且皮损还有扩大的现象。我告诉她，关于母乳涂脸可以治疗湿疹的偏方，其实并不科学。新生儿皮肤娇嫩，血管丰富，抵抗能力也较成年人弱，而母乳营养丰富，若将母乳涂上患儿皮肤上，容易滋生细菌。如果长期给宝宝的脸涂抹乳汁，细菌很容易从毛孔侵入，导致宝宝皮肤发炎。若

宝宝生了湿疹，皮肤已经出现问题，再涂以母乳，只会使皮疹愈发严重。湿疹多半是由过敏引起的，母乳中并不含有治疗过敏的有效成分。

对于婴儿湿疹的治疗，我通常给孩子的母亲介绍的验方是以下两种：洗浴与外敷并用，一般多能在短期内痊愈。

◎金银花藤洗浴方

组成：金银花藤（即忍冬藤）100克（干品50克）。

用法：水煎1小时，滤取汁液，倒入小儿浴盆中，给孩子洗浴头面及全身。药渣可再煎一次，药液供孩子第二次洗浴用。每日1剂，每日洗2次。

忍冬藤甘、寒，无毒；具有清热解毒，疏风通络的功效；还有抗菌、消炎作用。临床观察表明，金银花藤叶煲水洗浴对小儿湿疹、皮肤瘙痒确有很好的作用。

◎墨旱莲液外涂方

组成：墨旱莲（鲜品）适量。

用法：墨旱莲洗净取汁，装入容器内加盖并在普通蒸锅内蒸15～20分钟消毒备用，待药液冷却后直接将药液涂于患处即可，每日数次。如无鲜草，可用干品50克左右煎液外敷，或浓缩后涂擦患处。

墨旱莲治疗婴幼儿湿疹原系一流传很久的民间单方，《中医杂志》曾报道，陈刚庆医生单用或以该药为主配方治疗 50 余例婴幼儿湿疹患儿收到良好效果。从我们验证的所治病例看，同样证实此法对渗出性湿疹疗效为佳。婴幼儿湿疹系临床常见病，属中医之"胎敛疮"范畴，主因湿热内蕴，外发体肤所致。墨旱莲性寒，有清热凉血和消炎收敛作用。用墨旱莲治疗婴幼儿湿疹对皮肤无刺激性，方法简单，经济，疗效可靠，值得推荐应用。

对婴儿湿疹的病因认识，明代陈实功的《外科正宗·奶癣》指出，究其根源是"婴儿在胎中，母食五辛……遗热与儿"；《医宗金鉴·幼科心法》认为是"胎中血热"与"落草受风"所致。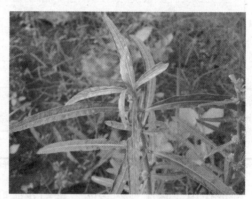可见本病既有"胎热"的先天因素，又有"受风（湿）"的后天因素，是两邪相搏，而发于肌肤。其实婴儿湿疹是一种过敏性皮肤病，这与今说婴儿的过敏体质，加遇外界致敏原而发相似。

对本病的治疗，古代医家多运用疏风、渗湿、清热（凉血）三法，如内服"消风导赤汤""五福化毒丹"（《外科正宗·奶癣》）等。不过，对于婴幼儿湿疹多不主张内服药治疗，而且孩子的父母通常也不愿意接受。

我在临床上特别注意搜集这方面的外治偏方、验方，兹将经验证有效的药方介绍如下。

◎祛风解毒汤

组成：地肤子、白蒺藜、白鲜皮、牡丹皮、苦参各10克，生薏苡仁12克，紫草5克。

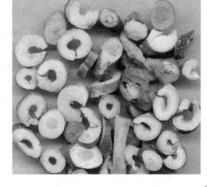

用法：共煎水500～600毫升，轻轻拭去痂皮清洗疮面，1日2次，连洗5天，疹即消退，皮肤光复如初。据报道，常用祛风、清热解毒药煎汤外洗，一般5～7天即可治愈。

◎复方黄连霜

组成：黄连粉15克，青黛10克，枯矾10克，冰片3.5克，泼尼松150毫克。

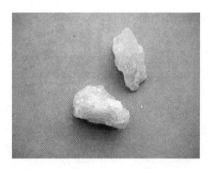

用法：上药共研细末，加冷霜或市售雪花膏搅匀制成100克备用。外搽，每天2～3次，用药5～7天可见瘙痒消失，皮疹消退或留有少量干痂。

◎复方黄连软膏

组成：药用硫黄20克，雄黄10克，水杨酸5克，硼酸5克，
　　　冰片1克，松节油10毫升，凡士林加至100克。

用法：先将硫黄、雄黄、水杨酸、硼酸和冰片分别研末过筛，
　　　放在乳钵中研匀后，加入熔化的凡士林，再加入松节油
　　　搅拌均匀即得。使用时将软膏均匀涂搽患处，每天2次。

注意：尽量避免药膏污染口眼；皮损渗出物过多者，可先用0.02%
　　　呋喃西林溶液湿敷1～2天，待分泌物减少后再涂搽本
　　　软膏；患处合并严重化脓感染者，可适当加用消炎解毒
　　　药物。用此法治疗后，一般3～5天即可获效。

辽宁中医学院附属医院皮肤科田静大夫创制紫黄油膏治疗婴儿湿疹，
取得满意疗效。

◎银花汤合紫黄油膏

组成：金银花、马齿苋、蒲公英、白鲜皮、桑叶、甘草、紫草、
　　　黄连、地榆、蛋黄油。

用法：涂药前，渗出型先用银花汤（金银花、马齿苋、蒲公英
　　　各30克，白鲜皮、桑叶各20克，甘草50克）煎煮液冷

敷；干燥型用银花汤煎煮液温洗。继则外涂紫黄油膏（紫草10克，黄连6克，金银花10克，地榆10克，将上药免煎颗粒剂用蛋黄油适量调剂外涂），每天2次。

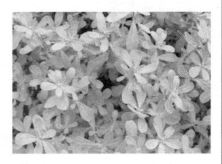

注意：渗出型用油膏稍稠，干燥型用油膏可稍薄。经用上方治疗38例（并设对照组，均为曾用过多种外用药疗效不佳或停药复发的病例），总有效率达94.74%。

◎涌泉穴敷药法

组成：生地黄、大黄各20克。

用法：上药研细末，加入白酒适量捣烂。敷于患儿两足心，每天换1次。该法用于婴儿湿疹的辅助治疗，多有裨益。

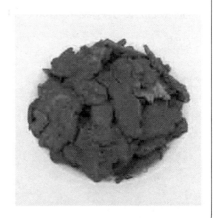

注重湿疹孩子的护理

　　婴儿湿疹是婴幼儿时期最常见的皮肤病之一。喝牛奶的婴儿多见，吃鸡蛋时会加重，喂奶的母亲吃鱼类、蛋类也可使有些孩子长湿疹。婴儿患了湿疹，乳母应注意少吃或不吃易过敏食物，忌食辛辣、鱼虾、海鲜等物。要注意宝宝的饮食，婴儿添加辅食时，注意营养搭配。避免食用易致敏的食物，可以用适量黄瓜皮煮水开后，待温度下降到适宜后，代替水给宝宝饮用。气候变化注意增减衣服，不要过冷过热，以免刺激皮肤。皮肤要每天清洗，避免用肥皂直接擦洗。孩子皮肤瘙痒严重时，要注意适当约束四肢，以防搔抓皮肤，引起皮损出血、感染。要勤换衣服和床单，室内温度要适宜。

痱子痒痛最难熬，瓜豆花草皆良方

症　状　皮肤皱襞部位密集分布针尖大小红色丘疹、水疱，
　　　　奇痒、灼热

老偏方　苦瓜汁、冬瓜汁；三豆汤；花草树叶熏洗方

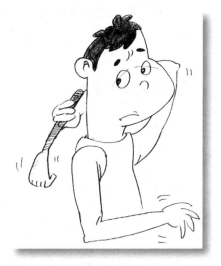

酷热的夏季，痱子是一种最为常见的皮肤病，以儿童发病率为最高，肥胖女性、产妇及糖尿病患者也易此病。痱子多发生于面部、颊部、躯干、大腿内侧、肘窝等处，初起时皮肤上可见针尖大小红色斑疹，很快出现成群红色小丘疹或小水疱，有刺痒和烧灼感，小儿常用手搔抓、哭闹不安。

临床上大体上将痱子分为3种："晶痱"（俗称"白痱子"），症状最轻，治疗得当1～2天可愈；"红痱子"（红色汗疹），是汗液潴留真皮内，症状较重，有痒、灼热、刺痛的感觉；"脓痱子"，指痱子顶部有小而浅表的小脓疱，以孤立、表浅且与毛囊无关的粟粒脓疱为特点，处理不当可继发感染为疮疖。痱子不仅奇痒难熬，而且经搔抓后，还可导致细菌感染，并发某些化脓性皮肤病，如暑疖、脓疱疮等。

中医认为，痱子是因天气闷热、汗泄不畅、热不能外泄、暑湿邪蕴蒸肌肤所致。故外治当以清暑解表、化湿止痒为主。

夏季清热祛痱，瓜蔬食疗可当家。首先，吃西瓜莫弃西瓜皮。西瓜皮在中药学里叫"西瓜翠衣"。本品甘、凉，无毒。《要药分剂》说它"能解皮肤间热"；《饮片新参》说它"清透暑热，养胃津"。将西瓜皮洗净切片熬汤，或制作菜肴，长期食用，对预防痱子也有良好的效果。

其次，常吃冬瓜对防治痱子有好处。早在五代时期的《日华子本草》中就说：冬瓜"消热毒痈肿。切片摩痱子，甚良"；梁·陶弘景记载，用其"捣汁服，止消渴烦闷，解毒。"其法有二。

◎冬瓜汤内服方

皮肤上已起了痱子，可用冬瓜60克，加水煎汤饮用，每天1剂，连服7～8天；或冬瓜、海带、绿豆各30～50克，共煎汤，加白糖少许，连服7～10天，对治疗痱子有一定疗效。

◎冬瓜冰片外搽方

冬瓜洗净，切片；冰片适量，研极细。将切成片冬瓜蘸取少许冰片末，轻轻摩擦生有痱子的皮肤，每日2～3次。本方祛痱止痒之效甚佳。唐·孙思邈《千金方》早有记载："治夏月生痱子，冬瓜切片，捣烂涂之。"可资验证。

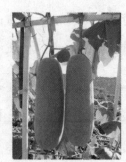

再就是夏季防痱莫忘吃苦味食品。苦瓜味苦、性寒，功能清热除暑，解毒凉血。《本草纲目》说它能"祛邪热"。欲预防痱子的发生，苦瓜便是最好的选择。苦瓜不但清热解暑，还能增进食欲，炒食、凉拌、做汤服均佳。以前老人都知道苦瓜汁去痱子偏方效果好。苦瓜汁去痱子果真有那么神奇吗？我们不妨来听一听裴女士的一段亲身经历。

"八个月的儿子越长越胖，小胳膊小腿一节一节跟藕瓜似的。胖孩子虽可爱，但夏天却不好过。没到夏天，妈妈就跟我说：胖孩子夏天爱长痱子，特别是关节处，因为胖，肉与肉都挤一块去了，不透气，容易溃烂，睡觉时脑门与背部容易出汗，如果护理不好，容易长痱子。

于是我早早就买好了婴儿爽身粉，每次洗完澡，我都用粉扑沾满爽身粉，往儿子的脖颈、臂弯、腿弯处涂抹，想利用爽身粉的干燥润滑，避免儿子长痱子。不料连续几天高温，一夜醒来，发现儿子的脑门与背部长满了小红疙瘩，腋窝与臂弯处也有溃烂的迹象。

打算吃完饭就带儿子去医院，开冰箱时，一眼瞥见新买的几根苦瓜。夏天，我常买苦瓜吃，败火。苦瓜性寒败火，那么能不能外用呢？外用是否也起到败火作用？儿子之所以长痱子，有内因也有外因，用苦瓜说不定能治好。

我取出一根较嫩的鲜苦瓜，洗净去籽，切成小块，然后放蒜臼里捣烂成泥，用纱布包住苦瓜泥，挤压滤汁。然后把苦瓜汁直接涂抹到长痱子处，早晚各一次。第二天，就发现痱子的颜色暗淡了不少。继续抹到第三天，痱子开始干瘪。第四天，长痱子的地方已完好如初。同样的方法抹儿子的腋窝与臂弯处，没过几天，发红溃烂的地方也完全恢复。我大喜过望，没想到一根小小的苦瓜，竟然治好了胖宝宝的痱子。

我把苦瓜治好痱子的事跟同事一说，他们都很惊讶，回家试后也连连说妙。"

裴女士的故事讲到这里也就结束了，你也不妨试一试吧！这里介绍另一则苦瓜汁的制作用法。

 ◎苦瓜汁

组成：鲜苦瓜2个。

用法：将苦瓜对半切开，将内部的白瓤连苦瓜籽一起挖出，放入锅中，加入清水。1根苦瓜的白瓤，约加300毫升水。大火煮开后，转中火继续煮8分钟左右。然后自然冷却，水的温度降到不烫手为宜。捞出锅中的苦瓜内芯，将小毛巾放入水中浸湿，拧到半干，轻轻擦拭长痱子的地方即可。根据痱子程度的不同，连续坚持几天擦拭，每日2～3次。

应用这个苦瓜汁治疗小儿痱子时须注意：毛巾的温度不要太高，以免烫到宝宝。当然，也一定不可以用全凉的水擦拭，那样对痱子的治疗没有好处。特别提醒的是，夏季出汗后，马上用凉水洗脸，或凉毛巾接触皮肤，更容易长痱子。一定要多加注意！

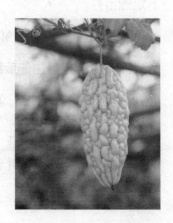

还有一种方法是将苦瓜纵向切开，剔去瓜子，将适量的硼砂置入其中。硼砂很快会溶解，用消毒棉球蘸瓜腹中的液体涂在痱子处，几小时后痱子即可止痒、消失。这种方法虽然快，但硼砂在配制溶解时的浓度很难掌握，用的时候最好问问医生。我的经验硼砂的用量一次以 3 ～ 5 克为宜。

吃豆汤防痱子也是不错的选择。下面的食疗偏方可任选。

◎三豆汤

组成：绿豆、红豆、黑豆各 10 克。

用法：上述三豆加水 600 毫升，小火煎熬成 300 毫升（豆子在
　　　煎汤前浸泡 1 小时）。连豆带汤喝下即可。

功效：入夏后开始服用，既能补脾利湿，还能有效防治痱子。

痱子是盛夏常见皮肤病，小儿最易得之。中医认为，此病是暑热挟湿，蕴结肌肤，导致毛窍郁塞所致。方中绿豆能清热解毒，消暑利尿，是夏季防治中暑、热痱的理想食物；红豆（赤小豆）清热利水、散血消肿，对疮疡肿疖有较好的清解作用；黑豆有补脾益肾，祛湿利水功效，又能制约绿豆之“凉性”。三味药物合用能增强清解热毒，健脾利湿功效，对夏季防治痱子和中暑都有较佳效果。如汤中加薏米 20 克以清热祛湿，则效果更好。

◎绿豆冬瓜汤

组成：绿豆30克，冬瓜30克，红
　　　枣10枚，冰糖少许。

用法：把前述配料（除冰糖外）一
　　　同放入砂锅中煎至烂熟，
　　　再加适量冰糖调和。每日1
　　　剂，连服1周。

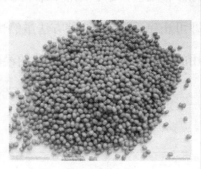

功效：此汤夏季常服，可有效预防小儿痱子的发生。

说到这里，要提醒孩子的妈妈要多关注身边的尤其是厨房里的治病良药。《中国民间疗法》1999年第8期就报道了用焦食盐治疗小儿痱子偏方。

◎焦盐湿敷方

　　将食盐适量放锅内炒至焦黄色取出，放凉备用。取适量焦食盐置于盆内，加适量温水，使之完全溶解，取一干净手巾放入盆中蘸湿，然后略拧，热敷于患处（其温热程度以小儿乐于接受为宜），每日数次，2～3日即愈。

曾治李某，男，3岁。颈部、头部生痱子，外用痱子粉，数日未愈，用此法治疗 2 日即痊愈。又有刘某，女，1 岁。头面部生痱子，奇痒难忍，常常吵闹，用此法治疗 1 日，即见好，3 日后痊愈。

食盐性味咸寒，有清热解毒、软坚散结的作用。将食盐炒至焦黄色缓解了对皮肤的刺激性，小儿更易接受，其收敛作用也更强。此法具有见效快、操作简单、易于被小儿接受等特点。

防治痱子就必须保持小儿皮肤清洁卫生，最好每天洗澡 1～2 次为好，而采用清凉祛暑的花草药浴则更有裨益。瑞娣女士曾向我们推荐了一则"双管齐下治痱子"的偏方。所谓"双管齐下"，就是用菊花、金银花、鱼腥草放在一起煎汤内服、药浴同时施行的方法。下面就是这个处方：

◎银菊鱼腥草汤

组成：白菊花 25 克，金银花 15 克，鱼腥草 70 克（小儿酌减）。

用法：先将 3 味中药加适量水煎，烧开 5 分钟；取药液待温凉后放入 2 匙蜂蜜搅拌均匀，分 2 次服用，每日早晚各 1 次。亦可利用上药煎汤药浴。将上药加适量水再煎，烧开 5 分钟，待温凉。先用温开水将患处皮肤的

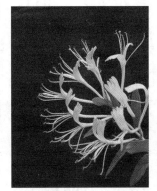

汗水及分泌的油脂洗干净，然后进行药浴或将液涂于患处，让其自然风干后再涂，反复数次，几分钟后痛痒缓解。

瑞娣女士每到夏季，头面、颈项、腋下、肘窝、腹股沟等处都会生痱子，瘙痒、灼热、刺痛，就连家中3岁的男孩也同样跟着长痱子。前年夏天，一位中药店退休老大姐向她介绍了这个验方，使用后效果甚好。她照方试用后，皮肤渐渐有了凉爽感觉，刺痛症状也减轻。坚持使用1周后，她和可爱的宝宝皮肤上的痱子都逐渐消散了。此方中白菊花疏风清热，金银花清热解毒，鱼腥草煎汁口服或涂敷，均有清热消肿、除痱止痒的作用。

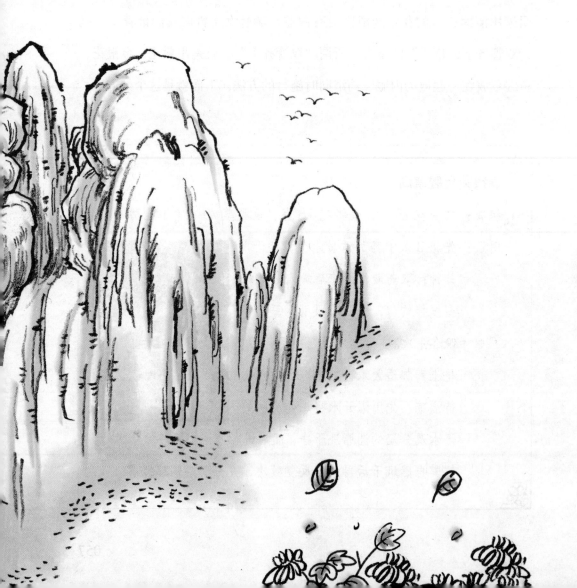

温馨提示

用花草树叶去痱妙方

◆ **痱子草浴** 以痱子草为主洗浴治痱子，疗效颇佳。其配方用法是：取痱子草30克，配苦参、黄柏、苍术各20克，薄荷6克，藿香15克。每日1剂，水煎洗浴，一日2次。一般当天即可止痒，连洗5～7天即愈。

痱子草为唇形科植物石荠苎全草，又名紫花草、野香茹，其性味辛苦而凉，含挥发油、生物碱、皂苷和鞣质，有解表清暑止痒之功。该方既能清暑化湿，又能解表而通畅汗路，为治痱子良方。

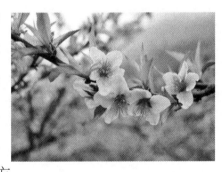

◆ **薄荷浴** 薄荷含挥发油，油中主要成分为薄荷脑、薄荷酮及乙酸薄荷酯等，在防治痱子方面也有特效。可用鲜薄荷150克，煎水洗澡，老少皆宜。

◆ **桃叶浴** 用桃叶来防治痱子是一种古老的偏方。具体方法是，将桃叶阴干后盛于袋中，使用时取50克泡在热水里给孩子们洗澡，可以预防痱子的发生。如果长痱子的情况严重，用桃叶熬成汁掺到洗澡水中，或者直接用来涂抹患处，效果更佳。熬桃叶汁时，桃叶100克加水1000毫升，将其煎熬到只剩一半水量即可。由于桃叶中含有单宁成分，可使痱子迅速消散，并起到解毒消炎、止痛止痒的作用。

此外，在温热水中加入十几滴风油精或20～30毫升十滴水，洗浴后也能使人精神抖擞，浑身凉爽，还是防治痱子最为简便易行之法。把平时刷牙用的牙膏量的4～5倍（用药物牙膏如两面针、田七、芳草、洁银牙膏等为优）溶于水中，充分溶解搅匀后洗澡，洗后不仅感觉凉爽舒适，且痱子也会尽快消退。因为药物牙膏略呈碱性，能中和皮肤上的酸性代谢产物，并有抗过敏及消炎解毒作用，故可收到满意效果。

白醋和面去瘊子，小偏方还真管用

症　状　寻常疣，俗称"瘊子"，好发于手背、面部和颈
　　　　项处

老偏方　白醋面糊；涂擦方；熏洗方

瘊子又称寻常疣，是由人类乳头状病毒感染引起的皮肤病，包括人类乳头状病毒HPV1、2、4所致的寻常疣和HPV1、5、8、9所致的扁平疣，是发生在皮肤浅表的病毒性皮肤赘物。

瘊子常发于面部及手背。初期在正常的皮肤上，出现针头大小的丘疹，逐渐发展成黄豆大小，甚至更大的刺状突起；边界清楚，表面粗糙干燥，呈乳头样增生，高低不平，强行剥离易出血。瘊子这东西虽不会给人带来大的痛苦，预后大多良好，但它多发于人体的暴露部位，长在哪里都碍眼，又好发于青少年，有损容貌，常影响人们的生活、交际，对患者的身心健康极为不利。

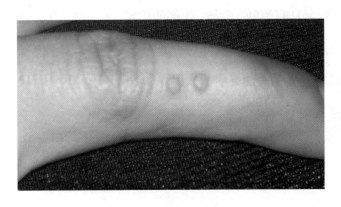

不过，去除瘊子的方法倒是很多，其中有一则用白醋和面粉的个敷偏方就非常简便灵验，能在较短时间去除疣瘊，诸君不妨一试。

◎白醋面糊

组成：白醋、面粉各适量。

用法：将白醋与面粉均匀搅拌，呈糨糊状即可，不宜过干。然后涂抹在患处，等待 10～15 分钟快干时洗掉，涂抹处皮肤有的会出现轻微红肿、灼热感。症状消散后，瘊子也会自然脱落。

功效：本方适用于较小、较轻的疣体，如果瘊子发展得过大，建议请皮肤科医生处理。

张女士 10 岁时，手背上长了一个肉色的瘊子，并且越来越严重，周围又长出很多小的。后来，试用白醋把面粉和稀糊敷在有瘊子的地方，那一片瘊子真的不见了。张女士现在二十多岁了，瘊子再也没长出来过。中医认为，白醋具有消肿、散结、化瘀的作用。《伤寒论》提到：醋有收敛、解毒作用。加之面粉的主要成分为小麦，小麦具有清热效果，两者相加，即达到了消肿、去除内部炎症的作用。

民间还有用醋蛋治疗瘊子的方法。

◎醋蛋治瘊方

①鲜鸡蛋2个，陈醋适量。将鲜鸡蛋煮熟，敲碎去壳，浸入陈醋里24小时。于每天晨空腹吃2个，并且饮陈醋2匙，连续服用10～20日。本方有消积散瘀之效。

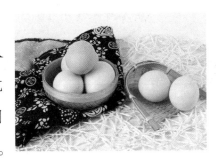

用此法治瘊子，通常在10日左右瘊疣即可自行脱落。

②鸡蛋2个。鸡蛋洗干净后用针在蛋壳上轻轻地扎几个小针眼，把它放在同样大小的酒杯内，用食醋浸泡24小时。把鸡蛋与醋一起煮熟吃下。一连吃3天，这是1个疗程。如瘊子多，可以再吃3天。林女士家两个孩子手背上长了瘊子，曾用这个方法全部治好了。

瘊子基本上以外治为主，一般不用内服药。下面介绍外治偏方若干则。

◎荸荠摩擦法

组成：鲜荸荠若干。

用法：将荸荠切开。用荸荠肉摩擦疣子。

每天不低于5次，每次擦至疣

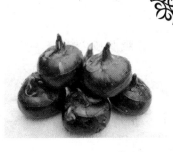

体角质发软、脱掉，微有疼痛感觉并且露出针尖般的血点为好。连用 10 日可除。

功效：适用于治疗寻常疣。

◎茄子摩擦法

组成：茄子 1 个。

用法：选用秋季鲜嫩紫皮茄子，剖开。手持茄片推擦疣表面，直至有微热感，再推擦 4～5 分钟。每日 2 次，坚持推擦，一般 7～10 日脱落，愈后不留瘢痕。

◎鲜菱蒂涂擦法

组成：鲜菱蒂（柄）适量。

用法：将菱蒂（柄）洗干净。擦涂于患处，每日 3～5 次，连用数日后，疣体可自行脱落。

◎鸡胗皮摩擦法

组成：鸡胗皮 1 只。

用法：用温开水泡软，再将泡软的鸡胗皮撕成小块，摩擦患处，擦至皮肤微红有刺痛感时为度。每日早、晚各 1 次。通常连续治疗 3～4 周可平复。

◎乌梅方治疣赘

①乌梅 30 克，醋 15 毫升，盐水适量。将乌梅用盐水浸泡 24 小时以上，去核，加醋，共捣如泥状，敷在患处，适用于鸡眼、疣赘、表皮血管瘤，可使突起部分收平。

②乌梅、盐水各适量。取乌梅肉捣烂为泥，用盐水调匀。敷在患处，每日 1 换，多天可消。

◎石灰糯米膏

组成：石灰 60 克，食碱 60 克，糯米适量。

用法：用有深度的搪瓷盘盛水，放入石灰与食碱，待其溶解为糊状时，把糯米撒在上面（不能重叠），经 24 小时，取糯米捣膏备用。用时取橡皮膏一方块，当中剪一孔如瘊子（或者鸡眼）大小，套在瘊子（或者鸡眼）上，用棉花棍挑膏敷在患处（瘊子上），再复一块橡皮膏，经 24 小时后瘊痣自落。本方主要用于瘊子、鸡眼。

再推荐一则在农村颇为流行的偏方，那就是用牛倒嚼沫外涂治瘊子。取牛嘴边新鲜倒嚼沫适量，以干净的棉签蘸其沫涂擦疣体及其周围，每日2～3次，连续治疗5～7日。10余天后，疣体可自行脱落，不留痕迹。牛为反刍动物，反刍出来的唾沫称为倒嚼沫，治疗时取牛嘴边新鲜倒嚼沫外涂即可。为了方便使用起见，亦可将牛倒嚼沫收集于清洁的瓶内，放至冰箱以2～8℃冷藏保存，随时取用，疗效基本相同。民间用牛倒嚼沫治疗寻常疣，特别适用于牧区、农村的患者，取材便利，经济安全、疗效明显，简便易行，无痛苦和副作用，愈后不留痕迹，深受广大群众欢迎。

此外，用鲜马齿苋捣烂，绞取汁液外涂，每日早、晚各1次，对消除瘊子（扁平疣、寻常疣）疗效也是不错的。

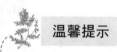温馨提示

熏洗偏方平疣瘊

对于寻常疣的治疗，目前最受医生和患者青睐的要属冷冻和激光治疗，因其治疗迅速、彻底、简便易行而且副作用少。但这也不是绝对的，对于单发或数目较少者可作首选。如果是多发或融合的面积较大的疣体，还是应采取综合疗法为宜，即内服中药配合外洗中药或细胞毒性药物外涂以促使疣体脱落。配合中药外洗除疣法疗

效更好。

◆ **板蓝根与苦参**　各种疣均可用板蓝根30克或苦参饮片30克，煎汤洗涤患处，每日洗3～4次。

◆ **香附水洗剂**　药用香附30克，木贼草10克，蜂房10克，金毛狗脊15克，水煎外洗，每日1剂。

◆ **疣洗方**　药用马齿苋60克，蜂房9克，紫草10克，白芷9克，蛇床子9克，陈皮15克，莪术15克，煎汤外洗患处。

◆ **木贼香附洗剂**　木贼草50克，香附50克，金银花30克，薏苡仁30克，紫草30克。每日1剂，水煎2次，取液800毫升，分早、晚2次先熏蒸再浸洗患处，并用药水反复摩擦疣体（可以有少量出血），每次30分钟，浸泡后清除腐烂疣体。7日为1个疗程，3个疗程后的总有效率为100%。

夏治暑疖有良方，内服外用宜清凉

症　状　颈部发际、面额结块，红肿疼痛，好发于暑热
　　　　季节
老偏方　蒲公英，马齿苋；甘草油；外治偏方

六月的一天，张女士带着3岁的男孩小明来到我的诊室，她说孩子2周前后脑勺部长了个疖子，开始只有1个，一位西医大夫让他口服阿奇霉素，后又服阿莫西林，还用百多邦（莫匹罗星软膏）外搽，疖子确实是消了。可是，2日前发现原来生疖子的旁边又生了3个疖子，而且前额偏左处还生了一个蚕豆大小的圆形疖肿。张女士担心给孩子经常用抗生素有副作用，所以就找到了我这个中医，并希望我给他想一些简便而有疗效的治法。我经过诊视后说，这是孩子感染暑湿热毒引起的，若不彻底清除体内的暑湿热毒之邪，还是容易再发生疮疖的。好在疖肿初起，为防止毒聚热腐成脓，又考虑孩子小服中药多有不便，我就给他用了以下内服加外用的偏方。

◎蒲公英粥

组成：鲜蒲公英90克（干品45克），
　　　粳米100克。

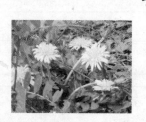

用法：先将蒲公英洗净切碎，加水煎煮，去渣取汁，与淘洗干净的粳米一同入锅，加水适量，先用旺火烧开，再转用文火熬煮成稀粥。分早、晚食用，连服7日。

功效：清热解毒，消肿散结。主治疖肿，局部皮肤潮红，次日肿痛，根脚很浅、舌红者。

◎凉拌马齿苋

组成：马齿苋250克。

用法：马齿苋洗净，放入沸水中烫数分钟，取出略挤干，切碎，加入香干末、糖、盐、味精、麻油拌和，分次佐餐服用，也可空腹服。

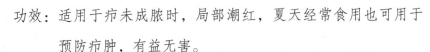

功效：适用于疖未成脓时，局部潮红，夏天经常食用也可用于预防疖肿，有益无害。

第一个食疗方用蒲公英煮粥食，清凉解毒。明朝李时珍言"蒲公英幼苗可食、可啖"，清代医家王士雄言其"嫩可为蔬，老则入药，泖为上品"。清末至民国时期医家张山雷在《本草正义》中说："蒲公英，其性清凉，治一切疔疮、痈疡、红肿热毒诸证，可服可敷，颇有应验，而治乳痈乳疖，红肿坚块，尤为捷效。鲜者捣汁温服，干者煎服，一味亦可治之，而煎药方中必不可缺此。"说明蒲公英自古是食疗佳品。近代药理学研究证实，蒲公英对金黄色葡萄球菌、溶血性链球菌有较强的杀菌作用。此粥治疗疮疖肿诚为良药，于难以服中药汤剂的小孩子食疗最为适宜。

马齿苋是夏季的佳蔬良药，被人们誉为"天然抗生素"。功能清热解毒，利水祛湿，散血消肿，杀菌消炎，止血凉血。药理学研究表明，其对金黄色葡萄球菌、对铜绿假单胞菌均有抑制作用。在中医学看来，马齿苋入心经，可以清心火。入肺经，可以散肺热。《黄帝内经》说：诸痛痒疮，皆属于心。而肺主皮毛。就是说各种痈肿、溃疡、湿癣，都跟心火和肺热有关。马齿苋既清心火，又散肺热，它的排毒功效既走血分，又走皮肤，内外兼治，所以对于上面所说的皮肤问题都有疗效。而且能清热利水祛湿，治暑疖是最合适不过的了。用它调理各种皮肤病，可以内服和外敷双管齐下，把新鲜的马齿苋捣烂敷在患处，或者用干品煮水来泡澡，都是很不错的方法。

马齿苋最宜于治疗疮疖及化脓性疾病，民间常用鲜马齿苋 120 ～ 180 克，洗净捣碎，加水 1000 ～ 1500 毫升，煮沸（不宜久煎），待水温降至 40℃左右时，用毛巾蘸药液溻洗患处，每日 2 ～ 4 次；或用 4 ～ 6 层纱布浸药液湿敷患处。每日 2 ～ 4 次，每次 20 ～ 60 分钟；亦可用马齿苋捣成泥糊状敷于创面，外加敷料固定，每日换药 4 ～ 6 次。溻洗和捣敷适用于化脓性皮肤病和外科感染，如暑令疮毒、疖肿、乳痈、丹毒、蜂窝织炎、肛周脓肿、甲沟炎等。

除了给孩子的母亲介绍了内服的食疗方，我还给她介绍二则外治的药方。说来简单，那就是中药甘草配的药方。

◎甘草油外敷方

组成：大甘草适量。

用法：大甘草刮去皮，切细晒干，勿用火焙，研成细粉末（细小
　　　甘草无粉），以纯洁芝麻油（或纯洁菜籽油亦可，其他杂
　　　油如花生油等俱不可用），用瓷缸或玻璃缸，将香油盛入
　　　缸内，再纳入甘草粉，使之成稀糊状（最好浸泡3昼夜后
　　　使用效果更佳），即可使用。将甘草油厚涂于上，干时再涂。

功效：泻火消肿止痛。主治一切火毒疮疖，以及溃久不愈之溃
　　　疡俱效。治小儿暑天热疖疮，其效显著。

这个简便外治方源自《蒲辅周医疗经验》。蒲老先生（1888—1975）
是近现代中医学家，虽是名医大家却对古老的民间偏方多有考究，而且
创造了许多简便验方，于临床应用屡试不爽。这个方中的甘草味甘性缓，
能清火解百毒，生肌止痛；麻油、菜油亦能清火润燥，解毒杀虫。二药配
合，有消肿解毒、止痛、杀虫、生肌之功能。经我们在临床上多次验证，
这个外用方可治火毒疮以及经久不愈的表面溃疡症等。如遇初起的疔疮、
小儿暑天热疖疮、阴部溃疡者，将甘草油厚涂于上，干后再涂。一般涂1～3
日即可收效。

张女士第5天带着孩子再次来到我的诊室，我高兴地发现他的疖肿
全部消散了。张女士问那二则食疗方还要不要吃，我告诉她：蒲公英、
马齿苋既是食材又是药材，特别是凉拌马齿苋是夏季药食俱佳的美味，
如果加一点蒜泥搅拌一下，还可防治夏季最容易感染的细菌性痢疾，临

床上大多用于治疗菌痢、肠炎、急性关节炎、膀胱炎、尿道炎、肛门炎、痔疾出血等。近代发现马齿苋还能防治冠心病、糖尿病，男女老少服之皆宜。因此，我建议她夏季给孩子经常吃为好。

马齿苋有多种吃法，最常见的一种就是我上面提及的凉拌。把马齿苋掐根洗净，在滚烫的开水里焯一焯，再用凉开水浸透。吃时拌上蒜泥、精盐、味精，滴些香油，吃起来清爽爽，滋润润，既消暑祛火，又增食欲。亦可用马齿苋做汤，待调好作料的烫水烧沸之后，把洗净的马齿苋直接下锅，开锅后再甩上个鸡蛋，入碗色香味俱佳，别有一番风味。民间谚语："马齿苋，沸水焯，人们吃了笑哈哈，为了啥？丑陋的白发消失啦。"可见，马齿苋确是一种极好的天然"绿色食品"，常食能营养保健、抗癌除病、延年益寿。但无论是作食用，还是作药用，均应适可而止。因为马齿苋毕竟是清热药。凡脾胃虚寒，肠滑作泄者勿用。

疖是单个毛囊和毛囊周围的急性化脓性炎症，其中以暑疖最为多见。暑疖易发于夏季，又称热疖，好发于头面，亦可见于颈、臀等部位，是一种发生于皮肤浅表的急性化脓性疾病。主要表现为局部皮肤红肿疼痛，可伴发热、恶寒、口干、便秘、小便黄等症状。小儿最易患此病，特别是营养不良的小儿。产妇亦常见此病。

本病暑天易发，病因多由夏季气候炎热干燥，或在酷暑的烈日下暴晒，感受暑毒而成。小儿常因夏季天气闷热，汗泄不畅，暑湿蕴于肌肤而引起痱子，复经搔抓破伤皮肤，感染毒气转成本病。

暑疖初起为局部皮肤潮红，次日发生肿痛，根脚很浅，范围局限，多在3厘米左右。中医学将暑疖分为"有头疖"和"无头疖"两种：有头疖先有黄白色脓头，随后疼痛逐渐加剧，可自行破溃，流出黄色脓液，肿痛因脓液畅流而逐渐减轻。无头疖结块无头，红肿疼痛，肿势高突，3～5

日成脓，切开，脓出黄稠，若迁延1周以上，切开则脓水稍薄，或夹血水，再经2～3日收口。暑毒轻者，一般无全身症状。暑毒重者，可遍体发生，少则几个，多则数十个，或者簇生在一起，状如满天星布（俗称珠疖），破流脓水成片，局部可有潮红胀痛，并可出现全身不适、寒热头痛、心烦胸闷、口苦咽干、便秘尿赤、苔黄脉数等症状。治疗总以清暑化湿解毒为基本法则，发作较重或多发性疖病最好配合内服清暑汤加减方：连翘15克，天花粉12克，赤芍12克，滑石（布包）9克，车前子15克，金银花15克，泽泻12克，淡竹叶6克，甘草梢5克。水煎分2次服，每日1剂。也可用鲜车前草、鲜野菊花、鲜蒲公英、鲜马齿苋等，任选1～2种，适量煎汤代茶饮。中成药如清解片、六神丸、六应丸等亦可酌选。这里不妨再介绍一则用甘草配方的外治方药。

◎黄连甘草粉

组成：黄连30克，甘草15克。

用法：上药共研为极细面，香油调涂患处，每日1次。

主治：暑疖。初起未溃者，薄涂其上，可消散；已溃者，中间常规换药，四周涂上药可消肿止痛，有助于疮口愈合。

我们在前面已经说过，暑疖乃感受暑湿热毒而成。方中黄连、甘草均清热燥湿解毒，香油清热润肤，故能应手取效。《中医药临床杂志》曾报道，刘天骥医生用此法治疗暑疖百余例，均1～3次见效。我后来在临床上经常按此法试治小儿暑疖，很有效果，所以推荐给读者朋友。

我本人从医 40 余年，特别留心搜集一些民间的偏方秘方用于防治疾病。下面就将我积累的一些防治暑疖的外治验方奉献给大家。

◎苍白洗剂

组成：苍耳子、白矾各 30 克，
　　　马齿苋 12 克。

用法：水煎熏洗患处，每日 2 次。

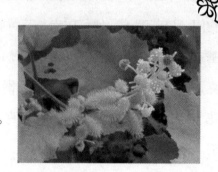

◎苋菊煎

组成：马齿苋、野菊花各 30 克。

用法：水煎 20 分钟，取药液服用，将药渣趁热敷于患处。

◎蜂房三黄油

组成：露蜂房 1 个，黄连粉、黄芩粉、黄柏粉各 2 克。

用法：将露蜂房烧存性，研为细末，与三黄粉混匀，用茶油调和，
　　　外敷患处。

功效：清热解毒、消肿止痛。

◎三黄散

组成：硫黄、大黄各 15 克，黄连 6 克。

用法：上药同研为细末，用香油调匀成糊状，敷于患处。

功效：解毒消肿。

◎四黄二叶膏

组成：黄连、黄芩、黄柏、大黄、芙蓉叶、泽兰叶各 25 克。

用法：上药同研为细末，加冰片 1 克，用凡士林 500 克调匀。

取适量药膏摊纱布上，外敷患处，每日换药 1 次。

主治：适用于重症疖肿的早期。

◎金冰如意膏

组成：姜黄、大黄、黄柏、白芷各 80 克，苍术、厚朴、陈皮、
      生天南星、甘草各 32 克，天花粉 160 克，冰片 15 克，
      蜂蜡 120 克，麻油 500 毫升。

用法：先将前 10 味药浸泡在麻油内 24 小时后，微火加热至沸，
      持续煎炸至白芷、生天南星外焦黄而不发黑时捞出（约
      1 小时），弃去药渣，用 3 层消毒纱布过滤麻油，后放
      入蜂蜡搅拌至完全溶解，待油温降至 40～50℃时，缓
      慢加入冰片，边加边用玻璃棒搅拌至油蜡微结晶时，倒

入已灭菌的容器内封闭备用。根据病变部位大小，取药膏5～10克，放入纱布中央，外敷患处。重者每日换药1次，轻者隔日换药1次，3次为1个疗程。《中医外治杂志》曾报道，张义民等应用此膏治疗早期疖肿疗效显著，经治1～3个疗程的50例患者中，无1例化脓感染。

◎马齿苋白矾汁

组成：鲜马齿苋60克，白矾15克。

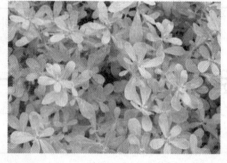

用法：将马齿苋捣烂绞取汁，再将白矾研末撒入汁内，以鸡羽蘸药液涂搽，每日4～8次。这是刊载于《江苏中医》的一则民间偏方，经临床验证确有良效。

疖肿的常规治疗是外敷药"唱主角"，再配合服用消炎药，但也要经过化脓阶段，流脓淌水，污染衣被，病程一般要10余日。这里顺便给大家介绍一则来自民间的简易冰敷疗法：用冰敷治疖肿及各种皮肤炎症，可使炎症停止进展，吸收消散，不经化脓阶段而痊愈。方法是用鸡蛋大小的冰块，敷于患处，每次20～30分钟，每日8～10次。此法关键是早期应用，刚发现炎症立刻冰敷疗效好。冰敷后一般 2～3 日即可痊愈，操作简便，不用花钱。

温馨提示

暑疖外治贵在早

一般来说，疖肿初起可用金黄散、玉露散以银花露或菊花露或丝瓜叶打汁，将散药调成糊状，外敷患处。也可用新鲜的蒲公英、紫花地丁、芙蓉叶、马齿苋、丝瓜叶、乌蔹莓等药，任选其中1～2种，捣烂外敷，每日2～3次。对已成脓的疖，应切开排脓，脓出即易愈。患者应多喝开水，伴有全身症状者，应安静卧床休息。注意保持皮肤清洁，不吃刺激性的食物，少吃膏粱厚味的食品。已化脓者，外用药物尽量少用油膏类药物敷贴，以免脓水浸淫周围皮肤引起湿疹。

注意：对于已成脓的疖，千万不要在家里胡乱为孩子挤脓，应由医生切开排脓，脓出即获愈。俗话说"疖无大小，出脓就好"。

带状疱疹"惨痛"难忍，石灰鱼腥草镇痛无悬念

症　状　带状疱疹，剧痛难忍
老偏方　石灰散＋鱼腥草；全蝎散

带状疱疹是由水痘带状疱疹病毒引起的一种常见皮肤病。俗称"蛇串疮""缠腰火丹"。带状疱疹最具特征性的症状，就是所谓"灾难性疼痛"。疼痛的特点一是周期长，疹前、疹期和疹后三个疼痛期衔接；二是"先痛后肿""肿而又痛"；三是疼痛剧烈。倘病毒侵犯三叉神经的第一支或第二支，不但可引起眼的广泛损害性疼痛，而且还会出现剧烈头痛。故隋·巢元方《诸病源候论》将带状疱疹的疼痛形容为"惨痛"。

张先生时年43岁，十余天前，右侧胸部及背部起红色水疱，逐渐增多，排列成条状，疼痛难忍，诊为"带状疱疹"。服用西药、打针及外用药后，水疱渐干，但疼痛仍不减退，坐卧不安，夜不能眠，遂来我处就诊。检查发现其右侧前胸、后肩部及颈部集簇状暗红色疱疹，周围有暗红色浸润。予内服清利湿热，凉血解毒药3剂，配合石灰散外用，病情缓解。续用石灰散外用，同时内服鱼腥草汤，1周痊愈。

◎**石灰散 + 鱼腥草**

组成：石灰 30 克，桐油（如无桐油，可用香油代替）30 毫升。

用法：将两者混合后调成糊状，涂于患处，每天涂 3～5 次。

　　另取鱼腥草 30 克，加水煎汤（或用开水泡）后服用，每

　　天服 3 次。一般此症患者用药后可使疼痛很快缓解，用

　　药 2 天后可使疱疹渐渐消退，用药 7～10 天即可痊愈。

　　中医认为，带状疱疹的形成与湿热邪毒有关。石灰味辛，性温，有毒，具有止血定痛、燥湿杀虫的功效，外用能消炎抗菌、收敛生肌。《本草纲目》说它能"散血定痛"，最宜用于带状疱疹因瘀血阻滞肌肤引起的疼痛。《元希声秘验方》亦载有"治卒发疹，石灰随多少和醋浆水调涂"的秘验单方。

　　鱼腥草有清热解毒、消肿排脓的功效。药理实验证明，鱼腥草可抑制多种致病菌和病毒。鱼腥草的主要抗菌成分鱼胆草素对卡他球菌、流感杆菌、肺炎球菌、金黄色葡萄球菌等有明显抑制作用；鱼腥草所含槲皮苷等有效成分，具有较强的抗病毒作用，还有镇痛、止血、抑制浆液分泌、促进组织再生的作用。二药内外合用，对带状疱疹患者出现的水疱溃破、疼痛有良效。

　　带状疱疹引起的"惨痛"是医学疼痛学难题，特别是后遗神经痛对中老年人来说，真个是莫名言状的痛苦！据报道，带状疱疹发病率为 1.4‰～4.8‰，约有 20% 的患者遗留有神经痛。50 岁以上中老年人是带状疱疹后遗神经痛的主要人群，约占受累人数的 75%。另有资料显

示：在老年带状疱疹中有 1/4 的人皮疹消失后仍有神经痛，多数持续 3～4 个月，但也有持续 7～8 个月，甚至有 1～2 年。

王老先生今年 68 岁，左侧腰背部患带状疱疹 3 天，局部火烧火燎般疼痛，剧烈难忍，西医给予抗病毒药、索米痛片、布桂嗪、卡马西平等药物治疗未见明显疗效，于是就找到了我的诊室。我给他用了二味中药，也就是冰片、雄黄用乙醇溶解后涂患处，涂了三五次疼痛就消失得无影无踪。他不由得连连称赞："真是神药！"其实，这个药方就是"二味拔毒散"化裁而来，配方极简单，用起来也很方便。

◎二味拔毒酊

组成：冰片 10 克，雄黄 6 克，95% 乙醇 100 毫升。

用法：将前两味中药研碎，加入乙醇，混匀外用。用脱脂棉蘸药液涂患处，每日 3～5 次。轻者 1 天，重者 5 天即愈。

西医认为带状疱疹属于病毒性感染，然至今尚无特效疗法。中医外科书中介绍的治法很多，但有特效者也并不多见，内服方多倡用龙胆泻肝汤之类的处方来治疗，我刚学医时也曾数次应用过，效果也并不理想。后来见王渭川老中医介绍带状疱疹特效方，试用几例，效果确实很好，一般 3～7 天结痂，10 天左右痊愈，并能立止疼痛。

后来我才发现它竟然就是老祖宗传下来的老偏方——源自清代名医吴谦的《医宗金鉴·外科心法要诀》之"二味拔毒散"。方用：白矾、雄黄各等份，研为细末，用茶清或凉开水调涂，一日数次，干则再涂。原书中载称："此散治风湿诸疮，红肿痛痒，疥痱等疾甚效"，又称"上二味为末，用茶清调化，鹅翎蘸扫患处，痒痛自止，红肿自消"。

我自从得此方，屡屡用于临床而收效甚捷，先后治疗带状疱疹的病例有数十人，其中多例症状都很重，用此药都取得了理想的效果。在临床中笔者还曾运用本方治疗婴儿湿疹、接触性皮炎、毛囊炎及淋巴结炎等疾病，疗效亦较为满意。

经验证明，早期应用中药外治法，对治疗带状疱疹并缓解疼痛和缩短疼痛周期十分有利。

◎**青蜈散**

组成：青黛、黄柏各5份，蜈蚣两份，冰片1份。

用法：上药共研细末，加麻油调成稀糊状。外涂患处。

◎**雄陀散**

组成：雄黄、枯矾、密陀僧各15克，制乳香、没药各10克，青黛30克。

用法：上药共研细末，过100目筛，加生石灰水上清液、香油各40毫升调和，外涂患处，以结痂、保持湿润为度。

◎三味拔毒散

组成：雄黄、枯矾各两份，青黛粉3份。

用法：上药共研极细，加浓茶水。调敷患处，每日2～3次。

◎侧柏二黄散

组成：侧柏叶60克，大黄60克，黄柏30克，薄荷30克。

用法：诸药共研为细末，以水、蜜调制外敷。

◎侧柏六味散

组成：侧柏叶60克，蚯蚓粪60克，黄柏30克，大黄30克，赤小豆60克，轻粉6克。

用法：上药共研为细末，贮瓶备用。每取药末适量，菜油调涂患处。

◎冰甘散

组成：冰片5克，炉甘石10克，黄连10克，青黛10克，大黄10克，药用淀粉55克。

用法：上药共制为散剂。干品外敷，水调、油调均匀。

◎雄黄酊

组成：雄黄粉50克，75％乙醇100毫升。

用法：将雄黄溶入乙醇中，混匀备用。每天用药酊擦敷患处，如疼痛剧烈，疱疹很多者，则在药液中加入2％普鲁卡因20毫升。多数患者1周内可愈。

◎方8　大黄散

组成：大黄、浓茶（或酒）各适量。

用法：大黄研成细粉，以适量浓茶或酒将药调成糊状。涂于病变部位，暴露或用油纸覆盖，每天1～2次，待药干燥后将药与痂片轻轻刮掉再涂。7天为1个疗程。

◎青黛蛋清膏

组成：青黛50克，鸡蛋（取蛋清）3枚。

用法：将青黛用蛋清调匀涂抹患处，每日3次，一般3天左右即可明显见效。

功效：青黛性寒，味咸，归肝、脾、胃经，以清热解毒、凉血消斑见长，辅以蛋清寒凉清热，两药调和外用,疗效显著。

◎大黄冰片膏

组成：生大黄 100 克，冰片 15 克。

用法：将生大黄研末过筛，去粗纤维后加入冰片研匀，用凉茶叶水适量调成糊状放入瓶内备用。将患处用温盐水或乙醇轻擦拭干净后，将上药涂于患处，不宜过厚，不露皮肤即可。为防止干燥过快，药物上面可覆盖一层薄塑料膜。白天涂 1 次，夜间睡前涂 1 次。更换药物时，用棉棒轻轻将前次药痂擦掉即可。

大黄冰片膏方中生大黄，味苦，性寒，有活血化瘀，消炎破积之功效；冰片味辛，性凉，微寒，开窍散郁，消炎止痛；本药局部应用有止痛防腐的作用，在体外高浓度应用可抑菌，用茶叶水调敷无刺激性，且有干燥，收敛创面之作用，敷药后即止痛。

此外，用金银花 30 克，板蓝根、野菊花、蒲公英各 15 克，牡丹皮、赤芍、生甘草各 10 克，水煎分 2 次口服，另用药渣煎水外洗患处，对初疹期患者有裨益。若疼痛剧烈，皮疹消退后仍疼痛不已，难以忍受，并放射至附近部位，重者可持续数月甚至更长时间者，可配合内服全蝎散。

◎**全蝎散**

组成：全蝎 30 克。

用法：将全蝎放铁锅中，置火上炒至黄脆，再将炒过的全蝎研成细末，分成 10 包，贮瓶备用。每日 2 次，早晚各服 1 包（3 克），温开水送服。

功效：息风镇痉，攻毒散瘀，通络止痛。适用于带状疱疹后遗神经痛，证属气滞血瘀者。症见皮疹干涸，结痂，疼痛剧烈，难以忍受，或兼夜寐不能。

全蝎为息风止痉之要药，其性搜剔走窜，可升可降，入肝经而息风镇痉止痛。《开宝本草》中称：本药"疗诸风瘾疹及中风半身不遂，口眼㖞斜，语涩，手足抽掣"。药理研究表明，全蝎含镇痛活性多肽如蝎毒素 Ⅲ 等，对内脏痛、皮肤灼痛和三叉神经诱发皮质电位有较强的抑制作用；蝎毒镇痛可能作用于中枢与痛觉有关的神经元，而且比阿尼利定的镇痛作用要强。临床应用证实，单味全蝎散内服治疗带状疱疹后遗神经痛有显著疗效。

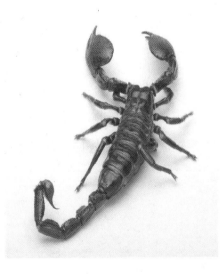

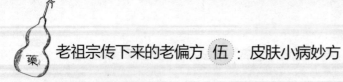

温馨提示

自我保健与康复指导

患者当忌食辛辣、温热食物，如酒、烟、生姜、辣椒、羊肉、牛肉及煎炸食物等辛辣温热之品，食后易助火生热。中医认为，本病为湿热火毒蕴结肌肤所生，故该病患者应忌食上述辛辣致热食品。同时，应慎食肥甘油腻之品和酸涩收敛之品。

注意避免继发感染。因为创伤面积在愈合期间，会容易产生不同程度的瘙痒症状，抓挠会造成局部溃烂，以至继发细菌感染，平时需要保持皮肤卫生清洁，并且勤修剪指甲。

带状疱疹症状发生的部位非常广泛，而皮疹容易发生在口、鼻周围，在做好局部治疗的同时，也要早期对于眼睛和口腔部位做好护理措施，尤其是眼睛需要格外重视，并且保持充分的休息时间，尽量不要长时间看手机或者是电脑屏幕，对于发生在头面部位的老年重症患者，最好住院接受治疗。

荨麻疹风团瘙痒，不妨外涂韭菜汁内服蝉蜕汤

症　状　皮肤突然起风团，瘙痒难忍

老偏方　韭菜汁刷涂；蝉蜕防风黄酒汤；蝉蜕丸

荨麻疹俗称瘾疹、风团、风疹团、风疙瘩、风疹块。它可由多种原因引起，主要有：昆虫叮咬，冷、热、风等的物理刺激，花粉等植物性过敏，食鱼、虾、蟹等"发物"，注射血清制品、青霉素等药物，病灶感染或肠寄生虫感染产生的毒素物质刺激等。胃肠功能紊乱，内分泌功能失调，代谢障碍，神经精神刺激等也可引起荨麻疹。

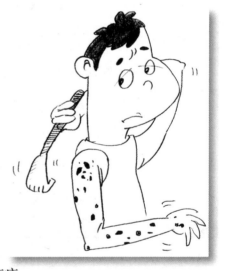

荨麻疹起病突然，全身泛发大小不一的风团，呈圆形、椭圆形或不规则形，颜色淡红或苍白，周围有红晕，不留痕迹。但新的风团可陆续发生，此起彼伏，一天内可发作多次。如果风团发生在消化道黏膜，则可有恶心、呕吐、腹痛、腹泻等症状；发生在咽喉部者，可引起喉头水肿，导致呼吸困难，甚至窒息。荨麻疹属过敏性皮肤病，一般经 1 ～ 2 周可望治愈。

若不能有效地排除发病原因，恰当地医治，往往会形成慢性荨麻疹，可反复发作。其治疗原则为祛风、散寒、除湿、止痒。根据"治风先治血，血行风自灭"的原理，常在处方中配伍养血滋阴的中药。荨麻疹外治可使用1%薄荷油或樟脑、炉甘石洗剂涂擦。我用韭菜汁皮肤刷涂配合内服蝉蜕防风黄酒汤治突然发作的荨麻疹，风团瘙痒，多获速效。

◎**韭菜汁刷涂**

组成：新鲜韭菜1把（约200克）。

用法：左手捏紧韭菜，右手从韭菜根部切掉一段，用切过的韭菜头刷涂患处，等刷涂完韭菜汁时，再切一刀，继续刷涂患处，刷涂完一遍，休息5～10分钟，如果还痒，可刷涂两遍。一般一次刷涂2～3遍，每日可搽3次。无论是哪种类型的荨麻疹，都可以起到迅速消除风团，达到祛风止痒之目的。

韭菜性温，味辛，微酸；能补肾，温中行气，散瘀，解毒。韭菜含挥发性精油及硫化物等特殊成分，散发独特的辛香气味，有助于疏调肝气，行气散瘀，祛风活血。其所含硫化物有一定的

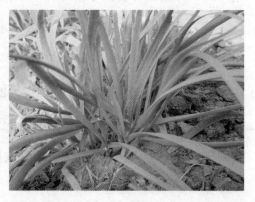

杀菌消炎作用，有助于人体提高自身免疫力。古人还用其治"漆疮"（接触油漆过敏引起的接触性皮炎）。如《本草纲目》就载有用韭菜治皮肤病的偏方，如"漆疮作痒，用韭叶捣烂敷上""疮癣，用大韭根炒存性，捣为末，调猪油涂搽"。

◎**蝉蜕防风黄酒汤**

组成：蝉蜕、防风各 15 克，黄酒 50 ～ 100 毫升。

用法：将蝉蜕、防风武火煎沸后，再以文火煎煮 5 ～ 10 分钟，加入黄酒再煎 5 分钟即成，顿服，连用 5 天。

蝉蜕又名蝉壳、知了皮，为蝉科昆虫黑蚱羽化后的蜕壳。其味甘、咸，性凉，有疏散风热、透疹止痒、退翳、利咽开音、解痉息风之功效；用于风邪客于皮腠而致之瘾疹，能疏风止痒。防风味辛、甘，性微温，具有解表祛风胜湿之功，为风病之要药，用于风邪客于肌肤之瘾疹、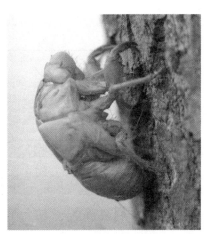湿疹，能祛风、除湿止痒。黄酒味辛、甘、苦，性温，具有活血养血、祛风润肤的作用，可宣行药势，活血润肤止痒。诸药共奏养血祛风止痒之功。乙醇过敏者不宜使用。

小张两年多前高考那天开始突发荨麻疹，高考后暑期曾服用氯雷他定、苯海拉明、赛庚啶、氯苯那敏等西药，同时打了两次静脉针，分别是葡萄糖酸钙注射液、氯化钙溴化钠。后来相安无事，本以为已经彻底好了。不料今年四五月份的时候又突然发作，每天下午4—5时开始，到晚上10时左右发作更厉害，开始为3～5毫米的红色小风团，接着迅速扩散成一块一块的10～15毫米的较大风团，关节处最多，密密麻麻，高出皮肤1～2毫米，直到第二天早上才消退。几天后越来越严重，连头部和嘴唇、眼睑、面部都有。只得在就近的学校医务室治疗，第一次打了1周的维丁胶性钙，吃维生素C和氯苯那敏，过了1周就又发作，于是他来到我的诊室，我让他按以上二方内外合治，3日平复，继后仍服蝉蜕防风黄酒汤15日，至今未复发。

　　我在临床还常用以蝉蜕治疗慢性荨麻疹，有较好疗效。取名蝉蜕丸，诸君不妨一试。

◎蝉蜕丸

组成：蝉蜕适量。

用法：取蝉蜕适量洗净，晒干，炒焦，研末，过筛，炼蜜为丸，
　　　　每丸重9克；或取蝉蜕2份，刺蒺藜1份，蜂蜜适量，
　　　　制成丸剂，每丸重9克。每日服2～3次，每次1丸，
　　　　温开水送下。一般服药2～3天后即见症状改善，皮损
　　　　逐渐消退；服药5～7天症状和皮损可完全消失或基本
　　　　消失；继续服药15～20天，可巩固疗效，防止复发。

此方疏散风热、透疹止痒，对于风热型瘾疹（类似西医所说胆碱能荨麻疹），临床表现皮疹色赤、遇热加剧、得冷则减轻、多夏季发病、苔薄黄、脉浮数者，有确切的疗效。现代研究表明，蝉蜕对非特异性免疫有抑制作用，也就是说该药具有一定的抗过敏作用，对于荨麻疹这类过敏性疾病，临床证明是有效的。

李大爷的孙女 10 岁时曾患过荨麻疹，反复发作。那时一发病就全身瘙痒，她用手搔，越搔越痒，越痒越搔，血丝从皮肤风团处往外渗透，目不忍睹。孩子的父母亲陪她跑医院、看大夫，吃药打针有所缓解，但不理想。后来李大爷来到我处寻求偏方，于是，我给她孙女用蝉蜕丸治疗，连服 5 日痊愈，至今再也没有犯过。一般来说，使用蝉蜕的基本用量是 3 ～ 6 克，可以入煎剂，也可研末冲服。但单味蝉蜕不适用于遇冷加重或冬季常发的风寒证型荨麻疹，对动物蛋白质有过敏的患者也需慎用。

荨麻疹是一种常见的皮肤血管反应性过敏性皮肤病。因此，早治疗、彻底治疗并积极查找过敏原非常重要。下面介绍若干则简便实用的效验偏方，以飨读者。

◎乌梢蛇羹

组成：乌梢蛇 1 条，姜、料酒、盐、
　　　湿淀粉各少许。

用法：乌梢蛇杀好洗净，整条放入
　　　砂锅中，加清水适量，放入姜、

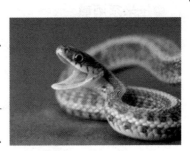

料酒各少许。先用旺火烧开，撇去浮沫后用小火将蛇煮熟，降温后将蛇捞出。用手将蛇肉一丝一丝撕碎，将撕碎的蛇肉放回原锅汤中，加盐调味后，用大火烧开，调入湿淀粉。佐膳食，隔日1次，连食3～5次。

功效：祛风通络定惊。适用于气血亏虚慢性荨麻疹，经常复发，伴有饮食差，面色欠华，睡眠不佳，神疲者。

◎芝麻黄酒

组成：芝麻30克，黄酒15～30毫升。

用法：芝麻打碎，放杯中加入黄酒，加盖，放锅中隔水蒸15分钟。每晚睡前服食芝麻酒。连食1周。

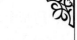

功效：适用于久病之后身体虚弱易发病者。

◎玉米须酒酿

组成：玉米须30克，甜酒酿100克，白糖少许。

用法：将玉米须放在铝锅中，加水适量，煮20分钟后捞去玉米须，再加入甜酒酿，煮沸后放入白糖调味。每日2次，每次1剂。

功效：解热透疹。用于荨麻疹偏风热型，疹色红，灼热瘙痒，
遇热尤剧，得冷则轻，伴发热口干。

◎荸荠清凉散

组成：荸荠 200 克，鲜薄荷叶 10 克，
白糖 10 克。

用法：荸荠洗净去皮切碎搅汁，鲜薄
荷叶加白糖捣烂，放荸荠汁中
加水至 200 毫升，频饮。

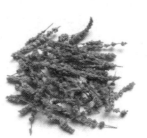

功效：凉血祛风止痒。用于荨麻疹属血热者，症见皮疹红色，
灼热瘙痒，口干心烦，发热，舌红苔薄黄。

◎紫背浮萍煎

组成：紫背浮萍、地肤子、荆芥穗各
30 克。

用法：将上药用纱布袋装好，以清
水 2500 毫升煎汁。用毛巾蘸
药汁温洗患处，通常于洗后瘙痒即止，风疹块亦逐渐
消失。

◎地肤子煎

组成：地肤子 60 克，晚蚕沙 90 克，花椒叶 90 克，菵蓲叶 90 克。

用法：将上药用 1 个纱布袋装好，以清水 5000 毫升煎汁。待温时用毛巾蘸药液洗患处，每天早、晚各 1 次。一般温洗 2～3 次可愈。

◎路路通煎

组成：路路通、蚕沙各 60 克，厚朴、白茅根各 30 克，冰片 5 克。

用法：上药煎汤熏洗。每日 1 次，每次 20～30 分钟。

◎百部酊

组成：百部 20 克，明矾 10 克。

用法：上药放入 100 毫升 50% 乙醇中，浸泡 15 天。取液外搽风团及瘙痒处，每日 3～4 次。

◎自制龙鲤药酒

组成：炮山甲 10 克，乌梢蛇 20 克，黄连 10 克，红花 10 克，白芷 10 克，黄柏 20 克，露蜂房 10 克，花椒 5 克，白芥子 5 克。

用法：将上药加入 300 毫升 60 度以上白酒密封浸泡，阴凉处封
　　　存 1 个月后即可。用棉签蘸药液外涂患处，每日 2～3 次。
　　　本方对荨麻疹、神经性皮炎、接触性皮炎、脂溢性皮炎、
　　　过敏性皮炎及阴囊湿疹等多种皮肤病均有良效。

功效：具有清热、利湿、解毒、止痒、消炎抗菌的功效，在治
　　　疗皮肤病的同时滋养肤质，从而达到治愈后不伤肤不复
　　　发的功效。

◎神阙穴拔罐

①患者仰卧，将酒精棉球着火迅速投入罐内，随即取出，乘
势将罐扣在脐部，待 3～5 分钟后将火罐取下。每日 1 次，3 日
为 1 个疗程。一般 4～9 天可愈，痊愈率为 96.19%。

②准备玻璃罐头瓶 1 个及"大脐眼"的塑料瓶盖 1 个，酒精
棉球若干。治疗时用 1 枚大头针扎入塑料盖上"大脐眼"，将酒
精棉球插到大头针尖上点燃，立即用罐头瓶将塑料盖罩上，待吸
力不紧时取下，拔 3 次。每天 1 次，3 天为 1 个疗程。轻者治疗 1～
2 次，重者 4 个疗程，效果好。

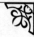

◎放血疗法

一般在双耳轮、双中指尖、双足趾尖，经消毒后用三棱针刺之放血，每3天1次，5次为1个疗程。

在临床上，根据传统医学"气行则血行，血行风自灭"的理论，采用放血疗法治疗荨麻疹，疗效明显。采用放血疗法治疗时，出血量主要应根据荨麻疹病情而定，对新病较重，风寒、血热、风热等实热证的患者，出血量要多一些；反之，脾虚、血虚的患者则少一些。针刺放血出针后，使其自然出血、止血；也可以自肘静脉或静脉用注射器抽血。针刺和抽血的出血量不可过多，所取几个穴位的总出血量不要超过200毫升，以免发生危险。

针刺放血治疗后一般患者立即感到风团减退，灼热刺痒感消失，无其他不适；有的患者伴有全身无力、头晕等现象，可适当给予高营养食品，休息睡眠好，三四天后即可恢复。放血治疗的时间对新病实热证的患者可以连续放血2次，脾虚、血虚等慢性虚证患者间隔1～2周放血1次。经针刺放血治疗1～3次后，均有明显效果。

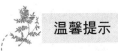

防治荨麻疹，防重于治

对于荨麻疹，无论是从预防还是从治疗方面来说，找出致病因素是其关键，急性荨麻疹由于发病急，病程短，常可找到原因，再去除致病因素，治疗后常能很快治愈，而对于慢性荨麻疹来说，由于病因不明，不能针对性地预防及治疗，因而疗效不理想。

◆ **除诱因，寻找致敏原** 尽可能地找出发病诱因并将之除去。如慎防吸入花粉、动物皮屑、羽毛、灰尘、蓖麻粉，避免接触致敏原。室内禁止放花卉及喷洒杀虫剂，防止花粉及化学物质再次致敏。家中尽量要少养宠物，患者应避免吸入花粉、粉尘、螨尘等，而且应远离风寒暑湿燥火虫毒之类的环境。必要时应到医院做一下过敏原检测，明确自己会对哪些东西过敏。

◆ **慎用药，谨防药致敏** 药物因素也是在荨麻疹预防中需要注意的事项之一。对可能会引起荨麻疹或对机体过敏的药物，必须禁用。应用某些抗生素类药物如青霉素类、磺胺类、四环素类、退烧药及镇静安眠药等，应详细阅读说明书或咨询医生，必须应用时应注意自身的变化情况，如有过敏现象应尽早停药，以免造成病情的加重。

◆ **节饮食，进食明宜忌** 患者治疗期间饮食宜清淡，避免刺激及易致敏食物，保持大便通畅，必要时应用缓泻药物及肥皂水灌肠。患病期间除应戒烟酒外，还要避免进食易诱发荨麻疹的食物，如动物性蛋白食品鱼虾、海鲜、蛋类、奶类等，另外，一些含有人工色素、酵母菌、防腐剂等人工添加剂食品也可能导致荨麻疹的病发。

此外，要积极治疗原发疾病，如急性扁桃体炎、胆囊炎、病毒性肝炎、阑尾炎、肠道蛔虫病等，以杜绝病原。如因冷热刺激而复发者，不应过分回避，相反应该逐步接触，逐渐延长冷热刺激的时间，以求适应。避免由喝酒、受热、情绪激动等招致皮肤血管扩张，加重荨麻疹。

接触性皮炎怎么办，石膏水止痒又消炎

症　状　接触某种物质即皮肤瘙痒，发红斑、丘疹、水疱
　　　　或大疱
老偏方　石膏水浸洗或湿敷

接触性皮炎，是皮肤和黏膜接触某些物品或昆虫螫伤后，在接触部位所发生的急性炎症，表现为红斑、水肿、丘疹、糜烂、渗出或水疱，局部有烧灼或胀痛感；严重者可有头痛、恶寒、发热等全身症状。中医学无接触性皮炎名称，常按接触物加以命名，如"漆疮""膏药风""马桶疮""沥 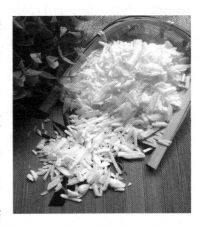 青疮""风肿毒"等，其发生多为禀赋不耐之人，接触了某些物品如化妆品、油漆、药物、洗涤用品等，以致外邪乘袭，湿热邪毒蕴于肌表而发病。我们用石膏煎水浸洗或湿敷治疗接触性皮炎卓有疗效。

◎石膏水

组成：石膏100克。

用法：水煎取液1000毫升，待温浸泡患处。每日2次，每次15分钟，一般治疗一次即可见效。亦可用多层纱布蘸药液湿敷患处，每日3次，每次15～30分钟。

注意：治疗期间，患者应忌食辛辣及刺激性食物。

林女士，51岁，2日前不慎扭伤左踝部，局部青紫，疼痛颇剧，不能步履，终夜难眠，昨日肿痛更甚，在某院外科就诊，给用"跌打膏"盖贴，数小时后痛减但瘙痒不堪，局部起红斑、丘疹、小水疱，伴低热（体温37.9℃），心烦急躁，口干口渴，便干尿黄，舌质红，苔微黄，脉弦滑。诊查见左踝外侧敷膏药处大片红肿，界限清楚，其上有密集丘疱疹，杂以轻度糜烂渗液。考虑为接触性皮炎，当属中医之"膏药风"。嘱以上方浸泡左足踝部，治疗3天，诸症消失。

曾治连某，女，26岁，干部。1991年10月2日就诊。自诉2天前因家具上油漆，双手指沾上油漆，当时用肥皂、汽油将双手洗净。当晚自觉手指、手掌发痒，自用皮康霜软膏外搽无效。次日双手红肿灼热，有小丘疹，痛痒难忍。诊为接触性皮炎，中医诊为"漆疮"。嘱以上方浸泡双手，治疗3天，诸症消失。

又有曾某，女，时年54岁。头面红斑、丘疹、水疱、糜烂2天，发疹前一天曾用一洗黑染发。检查：双眼睑高度水肿，难于开合，头、面弥漫红斑、水肿，其上密集针尖样大小水疱，间片状糜烂、渗出，舌红、苔黄，脉滑数。诊断：接触性皮炎。嘱其用上方湿敷，方法：取折叠6层的消毒纱布，蘸取药液，湿敷患处，每日3次，每次20分钟，5日后诸症消失。

石膏配合中药外敷对接触性皮炎也有良效。下面介绍一则外敷方。

◎**石膏青黛散**

组成：石膏60克，滑石60克，青黛30克，黄柏30克。

用法：上药共研细末，每次取药末适量，用麻油调成糊状。涂敷患处，外用纱布覆盖，胶布固定，每日1次。一般用药2～3天即有显效。

中医认为，接触性皮炎是由于禀赋不耐，皮肤腠理不密，接触某些物质，如漆、药物、塑料、橡胶制品、染料和某些植物的花粉、叶、茎等，使毒邪侵入皮肤，蕴郁化热，风燥热邪与气血相搏而发病。生石膏性寒无毒，既清解阳明热毒，又生津润燥，《名医别录》谓之能治"皮肤热"，《本草备要》称其为"治发斑之要品"，故外用治疗接触性皮炎能泄热凉血，直中病所，立竿见影。若入内服方中治疗过敏性皮肤病，还可泄热生津，使风热得散，燥结得解，大便得通，瘾疹得除。

曾治某女，18岁。面部红肿瘙痒起疹2天。疹前因痤疮，使用痤疮平软膏。检查：面部弥漫水肿性红斑，界清，其上密集丘疹、丘疱疹，舌红少苔，脉数。诊断为接触性皮炎。药用石膏50克，蒲公英30克，银花30克，连翘20克，荆芥10克，蝉蜕8克，白鲜皮12克，生地黄15克，赤芍 10 克，生甘草 5 克。水煎服，每日 1 剂。同时配合石膏水纱布冷湿敷，治疗 5 日后病愈。

还有一位男青年，1 个月前因接触油漆致皮肤过敏，四肢远端出现紫红色丘疹，晨起加重，下午减轻，大便几日一次，舌质红，舌苔薄黄，脉弦细，先后用过葡萄糖酸钙、异丙嗪、强力解毒敏、地塞米松、氯雷他定等药治疗，每次用药后可控制，2～5 天后又复发，瘙痒难忍。遂用石膏入复方中煎服，处方：生石膏 50 克，金银花、连翘、乌梅、僵蚕各 15 克，荆芥、防风各 10 克，生地黄 20 克，紫草、水牛角各 30 克，甘草 10 克。水煎服，每日 1 剂，共服 8 剂，愈后未发。

注意：内服中药用生石膏，应将生石膏粉碎，使之容易煎出药物有效成分。用量最少每剂为 30 克，若见丘疹颜色紫黑者则重用至 60 克。

本病的预防非常重要。对日常生活中容易发生致敏的物质，接触时应保持警惕性，尤其是过敏体质者，尽量远离，若接触后发生反应，应立即隔离，避免继续接触。日常如胶布、伤湿止痛膏引起应及时进行有效处理，以防病情加重。对已患过接触性皮炎，则应尽量寻找致敏原因，加以除去，不要再接触，若已发病则应立即进行适当处理，避免搔抓，洗涤或乱用药物等附加刺激使病情恶化。患者如能及早去除病因和做适当处理，可以速愈，否则可能转化为湿疹样皮炎。

合理食疗助康复

患病期间忌食辛辣及油炸食物，特别是发病期。平时要饮食宜清淡，忌吃易引起过敏的食物，如酒、海鲜等，多吃新鲜蔬菜或水果。下列食疗方对接触性皮炎有一定的辅助治疗作用，可供选择。

◆ **马齿苋饮**

组成：鲜马齿苋250克。

用法：将马齿苋加水适量煎熬2次，滤汁混合，入红糖适量调味。早、晚各1次温服，每日1剂。

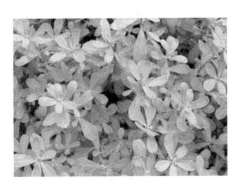

功效：祛风除湿。适用于风热型接触性皮炎（注：孕妇忌服）。

◆ **山楂肉丁**

组成：鲜山楂30克，红花10克，猪瘦肉250克。

用法：先将红花油炸后去渣，入猪瘦肉片煸炒片刻，再入佐料、山楂（切片，去核）同炒至熟。佐膳，随量食。

功效：活血散瘀，滋阴润燥。适用于瘀血阻络型接触性皮炎。

◆ 荸荠清凉饮

组成：荸荠200克，鲜薄荷叶10克，白糖10克。

用法：将荸荠去皮，切碎搅汁。鲜薄荷叶加白糖捣烂，入荸荠

　　　汁中，加开水至200毫升。每日1剂，顿服。

功效：凉血祛风。适用于血热生风型接触性皮炎。

◆ 红糖藕片

组成：鲜藕片300克，红糖10克。

用法：将藕片入沸水中焯过，加红糖调味拌匀。佐膳，随

　　　量食。

功效：益气活血，散瘀通络。适用于瘀血内阻型接触性皮炎。

◆ 韭菜煎

组成：鲜韭菜50克。

用法：将韭菜切小段入锅，加

　　　清水600毫升煎取汁液

　　　300毫升。每日1剂，分2

　　　次温服。

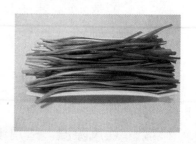

功效：解毒，利湿，止痒。适用于湿毒较盛型接触性皮炎。

◆ 清炒蕹菜

组成：蕹菜400克，鲜菊花10克，鲜金银花10克。

用法：将二花加水适量，煎取汁15～20毫升。热油锅，将蕹菜

　　　炒熟，把药汁淋菜上，调味。佐膳，随量食。

功效：清热凉血，祛风止痒。适用于风热外袭型接触性皮炎。

◆ **百合汤**

组成：百合15克，玉竹15克，天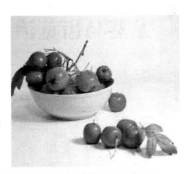
　　　花粉15克，沙参10克，山
　　　楂9克。

用法：上药加水适量煮取汁。每
　　　日1剂，代茶饮。

功效：养阴清热，凉血解毒。适用于阴虚血热型接触性皮炎。

龙葵马齿苋治湿疹，小偏方能帮大忙

症　状　湿疹：瘙痒剧烈，皮肤炎症反应，局部渗出或浸润、肥厚

老偏方　一味龙葵饮；止痒龙葵煎；龙葵马齿苋洗剂；单味马齿苋煎

湿疹是一种具有多形性皮疹及渗出倾向，伴有剧烈瘙痒，易反复发作的皮肤炎症。皮疹可发于体表任何部位，常见于头、面、四肢远端暴露部位及阴部、肛门等处，多对称发布。皮损具有多形性、对称性、瘙痒和易反复发作等特点。临床上一般分为急性、亚急性和慢性三期，急性期具渗出倾向，慢性期则浸润、肥厚。有些病人直接表现为慢性湿疹。

1. 急性湿疹要早治，内外兼治选龙葵

急性湿疹皮损初为多数密集的粟粒大小的丘疹、丘疱疹或小水疱，基底潮红，逐渐融合成片，由于搔抓，丘疹、丘疱疹或水疱顶端抓破后呈明显的点状渗出及小糜烂面，边缘不清。如继发感染，炎症更明显，可形成脓疱、脓痂、毛囊炎、疖等，自觉剧烈瘙痒，好发于头面、耳后、四肢远端、阴囊、肛周等，多对称发布。

特点是发病急，病程短，常伴有身热口渴，心烦，大便秘结，小溲短赤，舌质红，舌苔黄腻，脉弦数或滑数等。中医治疗以清热利湿、祛风止痒为基本原则。

30岁的许先生身上起疙瘩，瘙痒流水已半个多月。半个月前腹部出现红色疙瘩，瘙痒，晚间尤甚，搔后皮疹增大，流黄水，局部皮肤大片发红，逐渐延及腰部、躯干等处。西医诊为急性湿疹，采用内服"苯海拉明"、静脉注射"溴化钙"、外用醋洗等治疗，均未见效，于是前来中医科就诊。诊查所见，患者胸、背部皮肤轻度潮红，有散在红色小丘疹，自米粒大至高粱米粒大，下腹部及腰部呈大片集簇性排列，并掺杂有小水疱，部分丘疹顶部抓破，有少量渗出液及结痂，臀部也有类似皮疹。伴大便干，小便黄，口渴思饮。脉滑数，舌淡红、苔薄白。根据中医辨证，实属湿热蕴久化热，发为急性湿疹，热重于湿。拟清热凉血利湿法治之，即予龙胆泻肝汤加减方内服。服药5剂后，病情稍有好转，然患者求索偏方治疗，希望尽快康复。于是，嘱其内服"一味龙葵饮"，外用"止痒龙葵煎"，半个月后皮损消失，诸症悉平。

◎**一味龙葵饮**

组成：龙葵全草30克（鲜品60克，除根）。

用法：上药加水800毫升，煎15～20分钟。每日1剂，上、
　　　下午两次分服，7日为1个疗程。可按皮肤病的病程长短，
　　　连续服药1～3个疗程。

功效：适用于急性扩散性湿疹。

龙葵为茄科茄属植物龙葵的全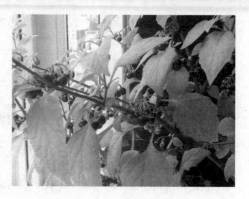草。性寒，味苦、微甘；有小毒。功能清热解毒，利尿。常用于疮痈肿毒、皮肤湿疹、小便不利、老年性慢性气管炎、白带过多、前列腺炎、痢疾等症。《本草纲目》论龙葵："其苗气味，苦、微甘、滑、寒"。龙者，言其效之神也；葵者，言其性之滑也。中医认为，滑可养窍、滑能祛痰，就是说龙葵是一味效果很好的滑性药。能外养毛窍润泽肌肤，消皮肤之痒疹结节；性滑祛著能疗顽疾，上通肺窍兼开玄府，单用或配伍应用适应证广泛。内服、外用以治湿疹、皮肤瘙痒、丹毒、体表癌肿、皮肤基底细胞癌等多获效验，尤其适宜于急性湿疹或慢性湿疹急性发作者。用于湿疹、皮肤瘙痒诸症，单用即可。龙葵药源广泛，易于采集，干品有效，鲜用尤佳，单行力宏，值得推广。

临床曾观察50例扩散性湿疹，全部患者皆具有广泛性皮肤损害，瘙痒剧烈，曾使用钙剂及普鲁卡因静注、口服氯丙嗪或苯海拉明，均只起暂时缓解作用；改服龙葵后，患者皮肤水肿逐渐消退，痒感减轻。止痒效果在服药后可维持2～4小时不痒，而且小便稍增多，夜间睡眠质量得到明显改善。临证资料显示，本品具消肿、止痒和微弱兴奋作用，为一种非镇静性止痒剂，故内服不宜夜晚投药。对于白天精神不佳、晚间失眠、皮损广泛、具有皮肤水肿且瘙痒的病例，疗效较好。不过，龙葵的止痒作用属非特异性的，与镇痛药的作用相类似，只能起对症治疗作用，因此，须针对病因，予以综合治疗，如能配合外用止痒龙葵煎洗浴或湿敷则疗效更佳。

◎ **止痒龙葵煎**

组成：龙葵 150～300 克。

用法：依据皮损面积之大小酌定药物用量，再根据药量之多少
　　　加水 1000～2000 毫升，将加过水的药物浸泡 30 分钟后，
　　　水煎取浓汁 250～500 毫升。取敷料（纱布 6～8 层），
　　　大小与皮损面等大。将纱布在药液中浸透，取出后稍
　　　拧挤，干湿合宜，然后将湿纱布平放在皮损面上，稍加
　　　压，使之与皮损面均匀密合，5～6 分钟后取下，反复
　　　操作 30～60 分钟，每日 2～4 次，结束时用棉球轻轻
　　　拭去残留之药液，洗净纱布，置于药液中煮沸 10 分钟，
　　　冷却后备用。发际与手足部湿疹，可改用泡洗法，每次
　　　30～60 分钟，每日 3～4 次。

　　古代医家很早就有龙葵外用治疗皮肤病及外科疮疡的记载。《本草纲目》认为，龙葵苗"消热散血"，全草能"消肿散血"，"疗痈肿疮疡"。《本草正义》说："龙葵，可服可敷，以清热通利为用，……尤为外科退热消肿之良品也。"《圣济总录》用龙葵苗叶捣烂外敷治天疱湿疮。《救急良方》治"多年恶疮"，"天茄叶贴之，或为末贴"。苏颂《图经本草》记载：用龙葵叶加醋研为细末敷涂，能消红肿，治火焰丹毒。《滇南本草图说》用其叶"洗疮"，"治痘风疮，遍身风痒"。这些都表明，龙葵有清热利湿，祛风止痒之功，故用于治疗湿疹最为适宜。

曾有一年轻女教师，因某日被蚊虫咬小腿外侧，次日因局部痒痛、肿胀在当地医院诊断为接触性皮炎并发急性湿疹，治疗4天无效，遂到中医门诊就诊。诊查见小腿外侧有约手掌大小的皮肤搔抓伤，皮损处密集粟粒样丘疹、间有水疱，浆液不断从皮损处渗出，并向周围扩展，瘙痒难忍。即予龙葵200克，加水浓煎取汁500毫升，以纱布蘸药汁湿敷，当天经湿敷2次，至次日早上，皮损处渗出停止，瘙痒亦消失，连续用药1周痊愈。随访至今无复发。

另有报道，用龙葵马齿苋洗剂熏洗治疗女性外阴湿疹也能取得满意疗效。

◎龙葵马齿苋洗剂

组成：龙葵、马齿苋、防风、百部、苦参各30克，龙胆草、黄柏、川椒、苍耳子、白鲜皮、薄荷各20克。

用法：上药加水3000毫升煎汤，过滤去渣，趁热先熏后洗，然后坐浴，每日2次，每次20分钟。

临床应用证实，此方具有祛风止痒，清热燥湿之功能。经治疗组70例与采用派瑞松软膏外涂的对照组56例的对比分析表明，治疗组有效率（91.3%）明显优于对照组（69.6%），两组比较有显著性差异。

一般地说，对于急性湿疹的治疗，如果初期仅有潮红、丘疹、无渗液时，局部除避免刺激外，可用滑石粉30克，寒水石10克，冰片2克，混匀，1日多次频频撒扑；也可选用10%黄柏溶液、炉甘石洗剂外擦。糜烂、水疱、渗出较多时，治宜收敛、消炎，促进表皮恢复，可于马齿苋、黄柏、生地榆、蒲公英、苦参、地肤子、龙胆草、野菊花等药物中选择1～3种煎水，冷却后局部熏洗或者湿敷。糜烂、水疱、结痂时，宜消炎止痒，可选用黄连油或用麻油调青黛散涂抹。下列偏方简便有效，可根据病情需要加以选用。

◎**湿热敷法**

组成：穿心莲、黄柏、地肤子、白鲜皮、苦参各15～30克，大风子10克。

用法：诸药加水煎取药汁，以多层纱布浸于药液中。挤去多余的水分作局部湿热敷。每天1～2次，每次15～30分钟。

◎**炉甘石散**

组成：炉甘石30克，冰片1克。

用法：上药共研成细末，贮瓶备用。有渗出液者可用上药撒之，无渗出者用麻油调匀涂搽患处，每天2次。

功效：适用于渗出性湿疹。

◎**生蒲黄粉**

组成：生蒲黄适量。

用法：上药研成细末，过筛。将蒲黄粉直接撒于患处，渗液湿透药
　　　粉时，再继续撒药；再用药时，不要将原已干燥的药粉去掉。

功效：适用于急性湿疹渗液多者。

◎**湿疹膏**

组成：生大黄、苦参、氧化锌、炉甘石各10克，泼尼松25毫克，
　　　磺胺嘧啶5克。

用法：诸药混合研极细末，装瓶备用。如皮损渗出液较多或伴
　　　发感染者，以干粉撒于皮损部，待渗液和脓水干燥后，
　　　改用以麻油或其他食用油调药粉成糊状或与凡士林调和
　　　外搽，每天3次。

功效：适用于急性湿疹。

◎**诃子液**

组成：诃子（又名诃黎勒）100克。

用法：诃子打烂，用水6碗，文火煎至4碗。取药液浸渍患处，
　　　不能浸渍到的地方，可用棉花纱布垫湿敷。湿敷方法为：

先用纱布在药液中浸透，取出稍加拧挤，待其干湿合宜，然后敷于患处皮损面，略加压，使之与皮损面紧贴，干后再加药液。药液温度要适宜，勿过冷过热。每天浸渍3次，每次约30分钟。每天1剂，第二、三次使用时，需将药液再次煮沸后才可使用。

功效：主治急性湿疹。

2. 亚急性期抓紧治，马齿苋液湿敷好

亚急性湿疹是在急性湿疹炎症减轻后，皮损以小丘疹、结痂和鳞屑为主，仅见少量丘疱疹及糜烂。仍有剧烈瘙痒。亚急性湿疹的治疗应以消炎、止痒、干燥、收敛为原则，可选用三黄洗剂、氧化锌油、黑豆馏油等外治。临床经验证明，用单味马齿苋煎液熏洗、湿敷治亚急性湿疹及急慢性湿疹均有良效。

◎马齿苋煎液

组成：马齿苋50～100克（鲜品100～250克）。

用法：将马齿苋放在锅内，加水2000～3000毫升，煮沸15～20分钟（鲜品煮10分钟），滤取药汁，待冷却后备用。制备好敷料，将纱布叠成6～8层，大小与皮损面等大。

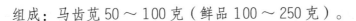

将敷料纱布在药液中浸透，取出后稍拧挤，干湿合宜，然后将湿纱布平放在皮损面上，稍加压，使之与皮损面均匀密合，5～6分钟后取下，反复操作30～60分钟，每日2～4次，结束时用棉球轻轻拭去残留之药液，洗净纱布，置于药液中煮沸10分钟，冷却后备用。本方具有清热解毒，除湿止痒的功效。可用于急性、亚急性和慢性湿疹，过敏性皮炎、接触性皮炎、丹毒、脓疱病等皮肤病的治疗。

注意：药液温度要适宜。皮损面积过大时，应分区湿敷。发际与手足部湿疹，可改用泡洗法，每次30～60分钟，每日3～4次。此方还可再加黄柏或鲜枇杷叶中的一种或两种，用量均为60克；毒热盛有继发感染者，可加地丁30克。

药物湿敷相当于古代的"溻渍法"，是溻和渍两种医疗处理方法的合称。溻是将饱含药液的纱布或棉絮敷于患处，渍是将患处浸泡于药液之中。前者相当于现代常用的湿敷法，因两法往往同时进行，故两法合称之溻渍法。经临床试用观察到，试用黄柏、苦参、豨莶草、枇杷叶、马齿苋煎液等外治湿疹均取得了一定的效果，其中尤以马齿苋煎水湿敷最为满意。一般平均3天即可控制渗出，瘙痒随之减轻，糜烂面平均7天新生上皮愈合，无不良反应；若用新鲜的马齿苋煎水湿敷，效果更为满意，一般可于1～2天收效。但是湿敷的方法是很重要的，一定要按上述方法认真进行，否则也不容易获效。

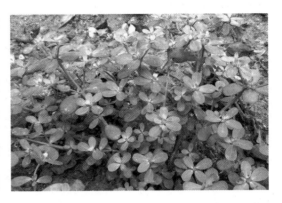

马齿苋味酸性寒，入大肠、心经，具有凉血止痢、清热解毒、凉血止血、涩敛之功。马齿苋入药，始载于《名医别录》。唐代孙思邈《千金方》用其治"疮久不瘥积年者"，"马齿苋捣烂封之。取汁煎稠敷亦可"。这里用以治疗皮肤疮疹类疾病的方法很简单，一是用鲜马齿苋捣烂个敷于患处，二是将马齿苋加水煎取浓稠的药液湿敷于疮面。《本草纲目》认为，"马齿苋所主诸病，皆只取其散血消肿之功也"。

马齿苋治疗的疾病谱比较广，如湿热下痢、热毒痈疮、崩漏便血以及热淋血淋等。现代在临床上多用于治疗肠炎腹泻、尿路感染、痔疮肛痛、妇人带下，以及皮肤湿疹与带状疱疹等疾病。研究表明，马齿苋有解毒消炎、止痒消肿、促进溃疡愈合的作用，能抑制大肠埃希菌、伤寒杆菌、金黄色葡萄球菌及痢疾杆菌，因此对细菌性痢疾、疖痈等皮肤化脓性感染均疗效显著。

46 岁的张先生因腿部瘙痒、糜烂流水已 2 周就医。2 周来虽经西药治疗，时而稍有好转，但近日又发作，小腿湿疹日渐加剧，痒甚，搔破流水，而且皮损泛发全身。查体发现胸背及四肢皮肤潮

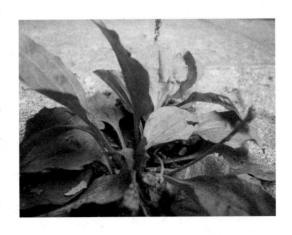

红，在潮红的基底上有集簇或散发粟米大之红色丘疹，间有水疱，部分皮损呈现糜烂，渗出液较多，双下肢部分糜烂面有脓性分泌物。右小腿外侧皮损呈暗紫红色，肿胀，表面有轻度白色鳞屑，部分区域有搔痕皲裂。伴纳食不香，喜冷饮，烦躁，大便干，小便黄，因痒甚夜间不能入睡。诊为亚急性湿疹。证属湿热内蕴兼感毒邪化热，热重于湿。拟清热解毒，利湿止痒法治之。内服中药汤剂，药用龙胆草15克，黄芩15克，大青叶15克，干生地15克，苦参15克，防己9克，车前草30克，每日1剂。外用马齿苋90克，黄柏60克，龙胆草30克，煎水湿敷，每日4次，每次30分钟。经配合外用二黄散，治疗近半月终获痊愈。

二黄散

组成：黄柏30克，黄丹30克。

用法：上药共研成细末，贮瓶备用。有渗出液者可用药粉撒于疮面，无渗出液则用麻油调匀涂擦患处，每天2次。

功效：适用于亚急性湿疹。

马齿苋煎液熏洗患处用于慢性湿疹急性发作者亦有良效。曾治于女士患者主诉两掌心湿疹近1年，皮肤科给予皮肤康洗液外用后转成急性，湿疹处皮肤变厚、疼痛；改用硼酸液后，湿疹皮肤不厚，但仍瘙痒，并见手心皮肤红，蜕皮。即以马齿苋200克，煎煮后，趁温热浸泡双手15～20分钟，每日2～3次。同时配合热熨法，经治半月余，双手掌湿疹消失，皮肤光滑，无色素沉着等任何痕迹留下。

◎热熨法

组成：鱼腥草 30 克，白鲜皮 30 克，苦参 30 克，苏叶 30 克，黄柏 30 克，紫草 30 克，大风子（打碎）30 克，苍耳子（打碎）30 克。

用法：将以上诸药浸于适量 75％乙醇中数天，乙醇以淹没药物为度。浸泡 7 天后滤出乙醇，瓶装备用。用时将上述药液浸湿棉垫，敷于患处。用电吹风发生的热风吹棉垫。每天 2 次，每次 20 分钟。如棉垫被吹干，可再加药液。

功效：适宜于治疗介于急性与慢性湿疹之间的亚急性湿疹，以及慢性湿疹急性发作者。

总之，马齿苋有清热解毒、消炎消肿的功效，能够减轻皮肤红肿、止痒、控制感染，能够有效治疗湿疹。比如治疗女性外阴湿疹、男性阴囊湿疹，可用马齿苋加水煮开，用蒸汽熏蒸患处，待温后坐浴，通过毛孔的穿透力直达患处，便于药物作用的直接吸收，治疗刺痒比任何药物都来得快。马齿苋既可内服，又可外洗湿敷；既可置于复方之中，又可单用；价廉物美，效用多端，效验确凿，妙难尽言。本品用量宜大，然部分患者内服过大剂量时（一般 60 克以上）可致腹泻，亦当引起注意。

3. 慢性湿疹久缠绵，偏方多多消沉疴

亚急性湿疹如经久不愈则发展为慢性湿疹。慢性湿疹多由急性、亚

急性湿疹反复发作所致，表现为皮肤粗糙、抓痕、结痂、浸润肥厚、部分苔藓样变，色素沉着，皮损多较局限，外周可有丘疹、丘疱疹散在，皮疹多发于手、足、小腿、肘窝、外阴、肛门等，多为对称分布。治宜止痒，抑制表皮细胞增生为主。常用的药物有青黛膏、5%硫黄软膏、10%黑豆馏油软膏及皮质类固醇激素软膏等。

◎偏方熏洗法

组成：苍耳子、归尾、地肤子、艾叶、红花、苦参等各20克左右。

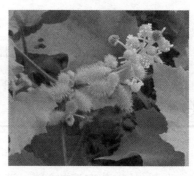

用法：热熏温洗，每日1～2次。

功效：适用于慢性湿疹。

◎五倍子洗剂

组成：五倍子、蛇床子各30克，紫草、土槿皮、白鲜皮、石榴皮各15克，黄柏、赤石脂各10克，甘草6克。

用法：将药物装纱布袋中扎紧，放入锅中，加水5000毫升，煎取药汁3000毫升，趁热熏洗，每日早、晚各1次，每次20～30分钟。

功效：治疗顽固性肛门湿疹。

◎密陀僧柏子膏

组成：密陀僧 15 克，黄柏 10 克，地肤子 10 克，蛇床子 10 克，苍术 5 克，轻粉 5 克，冰片 5 克，雄黄 5 克，硫黄 10 克。

制法：上药共研成细末，贮瓶备用。

用法：用时取药粉适量，加食醋调成糊状，涂擦患处，每天 3 次。

功效：适用于慢性湿疹、顽固性湿疹。

◎双矾膏

组成：枯矾、皂矾、轻粉、松香、赤石脂各 30 克。

用法：上药共研成细末，用麻油调成糊状。将药厚厚涂于患处，待 1 小时许，药稍干后用纱布包裹，待其干燥结痂自行脱落而愈。

功效：适用于顽固性慢性湿疹。

◎矾石雄黄膏

组成：枯矾、煅石膏各 20 克，雄黄 7 克。

用法：上药共研为细末，加凡士林 200 克，调匀。外敷。

◎青黛二石膏

组成：青黛 6 克，黄柏 3 克，煅石膏 12 克，滑石 12 克。

用法：上药同研为细末，用麻油调匀，敷患处。

◎苍柏散烟熏法

组成：苍术、黄柏、苦参、防风各 9 克，大风子、白鲜皮各 30 克，
　　　松香、鹤虱草各 12 克，五倍子 15 克。

用法：上药共研粗末，用较厚草纸卷药末成灸条状。点燃用烟
　　　熏皮损处，每天 1～2 次，每次 15～30 分钟。温度以
　　　病人能耐受为宜。

功效：用于治疗慢性湿疹有良效。

对于慢性湿疹急性发作者，用我们前面提及的龙葵煎汤洗浴仍然有效。有一位 16 岁的女学生李丽，她 5 岁时就曾发生皮肤瘙痒，搔抓渗液，偶见周边皮肤风团，骤起骤散，虽经多方治疗，终未能愈，故来我处中医门诊就诊。查见双上肢肘弯处、双下肢从小腿至足背皮肤肥厚，色素沉着，有少许糠秕样鳞屑，全身有散在的苔藓样变化，尤以双下肢及足背较多。拟诊为慢性湿疹，予清热利湿、养血祛风之剂调治，服药 7 剂，疗效不显。改用防风通圣散口服，虽能控制瘙痒，但停药即发。思之良久，幡然有悟：此乃瘙痒日久，毛窍、肌肤失养，湿邪贼风久著皮肤所致。即单用龙葵

200 克煎汤外洗，每日 1 剂，早晚各 1 次。5 天后其痒消失，皮肤较前润泽。续用 3 个月余，皮肤乃光滑白净如常人。随访：愈后未再复发。

临床上，对于缠绵难愈的顽固性慢性湿疹，可同时配合当归饮子（陈实功《外科正宗》）加减内服。组成用法：当归、防风各 12 克，川芎、荆芥各 9 克，白芍、何首乌、丹参、白蒺藜各 15 克，生地黄 25 克，生甘草 6 克。每日 1 剂，水煎 2 次分 2 次服。加减：瘙痒难眠者，加珍珠母、生牡蛎（先煎）各 30 克，首乌藤、酸枣仁各 15 克。任一阶段见糜烂、渗液者，加萆薢 15 克，土茯苓 30 克，泽泻 12 克。

 温馨提示

湿疹治疗贵在坚持

湿疹特别是慢性湿疹的人，大都通过经年累月的治疗未获痊愈，患者常常失去信心。其实，湿疹不是"不治之症"，但由于此病发病原因极为复杂，给治疗带来困难。患者应该与医生合作，建立治愈信心，早治疗并坚持治疗。要尽可能避免各种可疑致病因素，如热水洗烫、过多使用肥皂、用力搔抓及外用药不当等。生活上注意避免精神紧张、过度劳累，食物中勿食辣椒、鱼、虾、蟹或浓茶、咖啡、酒类，衣被不宜用丝、毛及化纤等制品，平时保持大便通畅，睡眠充足，冬季注意皮肤清洁及润泽。这些都可减少湿疹的复发。

阴痒难忍好尴尬，中医止痒有妙方

症　状　女性外阴部瘙痒

老偏方　外用熏洗剂；涂擦剂；食疗偏方

现代生活压力比较大，越来越多的女性被各种妇科疾病缠身，外阴瘙痒更是久居榜首！

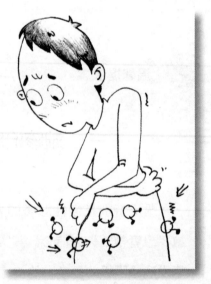

外阴瘙痒是妇科疾病中很常见的一种症状，这让遭受其苦的女性朋友坐立难安。因为这种阴痒往往阵发性发作，有时痒得厉害，总情不自禁想用手去挠，但又要考虑"形象"问题，故总是做出种种不雅的动作解决难忍之"痒"，在社交场合着实令人尴尬，也给工作、学习和生活带来很多不便，又难以启齿。

外阴瘙痒的危害有四。

危害一：外阴瘙痒症状较轻时，不会对女性造成严重影响，但是一旦"发狠"起来，便可让女性坐立难安，影响正常的工作、学习、生活和睡眠。

危害二：女性外阴发痒会影响夫妻生活，因为阴痒可并发性交痛，使得夫妻间难以维持正常的性生活，极有可能会导致夫妻感情不和，这是外阴瘙痒的危害中比较重要的一点。

危害三：大多数的女性阴痒都容易反复发作，发作时刺痒难忍，常在夜间症状有加重趋势。如果此时忍不住抓挠，将私处皮肤抓破，还可能引发溃疡、红肿或感染。如果瘙痒蔓延到外阴附近和肛周，那么可能引起感染的范围就更大。日久不愈还可导致多种疾病同时发生，如并发生殖器感染，盆腔炎、腹股沟淋巴结炎、肛周炎、肛门脓肿等。

危害四：更让人想起来就后怕的是，外阴瘙痒具有反复发作的特性，严重时不易根治，久病不治的孕妇还会引发早产和胎儿感染畸形！

为何发生外阴痒？

外阴是特别敏感的部位，妇科多种病变及外来刺激均可引起瘙痒，如外阴、阴道、宫颈炎症的异常分泌物的刺激；寄生虫病（如阴虱、滴虫、蛲虫、疥疮等）；各种外阴皮肤病（如湿疹、外阴白斑等）；全身性疾病的外阴局部症状（如糖尿病、尿毒症、维生素缺乏等）。此外，外阴不清洁及紧身化纤内裤、卫生巾等致通透不良，也可引起阴部瘙痒。

女性朋友遭遇阴痒的尴尬时，首先要细察病源，看看你属于何种疾病引起的阴痒，对症治疗始有良效。容易引起阴部瘙痒最常见的病因主要有以几下种。

其一，特异性感染。外阴炎、念珠菌阴道炎和滴虫阴道炎是引起外阴瘙痒最常见的原因，阴虱、疥疮也可导致发痒。若外阴奇痒，尤以夜间为甚，白带黄绿色，稀薄呈泡沫状，阴道口黏膜潮红充血，后穹窿及阴道壁有小出血点者，白带涂片可找到阴道滴虫，一般为滴虫性阴道炎引起；外阴奇痒，白带多，呈豆腐渣状，大小阴唇红肿，表面有白膜，不易擦去，镜检可见霉菌，多为念珠菌性阴道炎；阴虱病则表现为阴毛部位及其附近瘙痒，可见血痂或青斑，仔细检查找到阴虱及虫卵。此外，疥疮、蛲虫病等也可引起外阴瘙痒。

其二，外阴营养不良。外阴白斑属慢性外阴营养不良，以奇痒为主要症状，伴有外阴瘙痒并见大小阴唇、阴蒂色素变白。

其三，糖尿病并发症。若肥胖阴痒难愈者，要注意排除糖尿病。由于糖尿对外阴皮肤的刺激，加之长期高血糖使糖尿病患者的免疫功能受损，机体抵抗力下降，容易出现各种感染特别是伴发霉菌性外阴炎时，外阴瘙痒特别严重。

其四，外来刺激与过敏。药物或化学品刺激，如肥皂、避孕套、新洁尔灭等可因直接刺激或过敏而引起接触性或过敏性皮炎，出现外阴瘙痒症状。

其五，不良的卫生习惯。不注意外阴局部清洁，皮脂、汗液、经血、阴道分泌物，甚至尿、粪浸渍，长期刺激外阴可引起瘙痒；经期用不洁月经带，平时穿不透气化纤内裤均可因湿热郁积而诱发瘙痒。

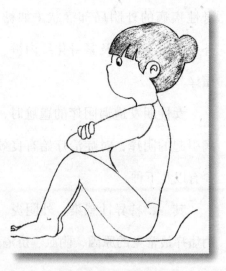

阴痒的病因各异，兼症不同，务必详察，细加鉴别，审因论治，方可无误。

那么，我们该如何对付外阴痒呢？

中医将阴痒或伴带下增多者称为"阴痒"，有称"阴门瘙痒""阴蠹"等。针对导致阴痒的病因，采取相应的中药外治、熏洗等有独特疗效。

1. 中药熏洗治阴痒

局部外治法可单独应用，也可结合全身疗法进行，基本原则是燥湿杀虫、镇静止痒、润泽皮肤。

◎蛇床子洗剂

组成：蛇床子9克，五倍子9克，苦参9克，黄柏9克，苏叶3克。

用法：每日1剂，煎汤外洗，每日2～3次。

功效：适用于滴虫阴道炎、霉菌性阴道炎。

◎鹤虱杀虫汤

组成：鹤虱30克，苦参、狼毒、蛇床子、归尾、威灵仙各15克。

用法：上药放入清水煮煎后，过滤去渣取汁，倒入盆内，先熏后洗外阴部。每日2次，每次20分钟。

功效：杀虫解毒。适用于外阴炎、阴道炎、宫颈炎等所致阴痒。

◎艾叶白矾洗剂

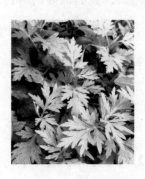

组成：艾叶15克，白矾6克。

用法：上药水煎，熏洗患部。每日1～2次，每次20分钟。

功效：燥湿止痒。适用于外阴炎。

◎苦参百部洗剂

组成：苦参、生百部、蛇床子、白头翁、土茯苓、黄柏各30克。

用法：上药煎水先熏后洗。每日2次，每次20分钟。

功效：燥湿杀虫，止痒。适用于外阴炎、外阴湿疹、皮炎。

◎蛇床子乌贼骨煎

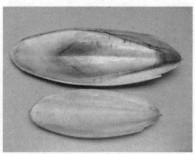

组成：蛇床子9克，乌贼骨、白鲜皮、枯矾、苦参各15克。

用法：上方可煎汤，趁热先熏后洗，每日2次，5日为1个疗程。如有破溃流水，或生疮流脓者，则用冰硼散或珍珠散，或西瓜霜等喷涂局部。

功效：用于非特异性外阴炎。

◎二子枯矾煎

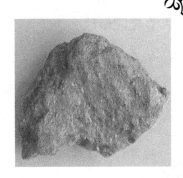

组成：蛇床子30克，五倍子10克，

        枯矾10克，雄黄3克，水煎取

        汁150～200毫升，用法同前。

功效：适用于外阴炎、阴道炎、非

        特异性阴道炎、宫颈炎等带下阴痒。

◎蛇床子苦参散

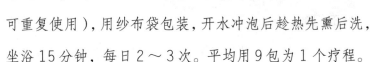

组成：蛇床子、苦参、艾叶、

        明矾按3：3：3：2

        的比例研成细末，制

        成散剂备用。

用法：每包30克（一日内

        可重复使用），用纱布袋包装，开水冲泡后趁热先熏后洗，

        坐浴15分钟，每日2～3次。平均用9包为1个疗程。

功效：用于外阴炎、阴道炎、非特异性阴道炎带下阴痒。

2. 中药涂擦治阴痒

外阴涂擦或阴道给药，可直接作用于病灶局部，达到迅速止痒的

效果。

◎密陀僧散

组成：密陀僧6克，龙骨4.5克，煅石膏4.5克，炮山甲3克，

　　　飞滑石7.5克，制南星4.5克，肥皂荚（去子、筋）4.5克。

用法：上药共研细末。凡士林调匀，搽于外阴痒处。

功效：适用于滴虫外阴炎、阴道炎。

◎黄丹散

组成：黄丹0.3克，白矾0.9克，川芎30克。

用法：上药共研为极细末，以布囊装，缝好扎口，留置长线。

　　　睡前纳阴中，次晨取出。

功效：适用于妇人阴痒，似有虫状，烦闷。

◎玉门散

组成：苍术、白芷各4.5克，炉甘石4.5克，轻粉4.5克，刺蒺

　　　藜6克，冰片2克，苦参9克。

用法：上药共研细末，贮瓶。每用适量撒阴部。

功效：适用于外阴瘙痒不堪，心烦易怒，夜不得眠，头晕口干，

　　　小便短赤。

◎**百部酊**

组成：百部 40 克，75% 乙醇或 60 度以上白酒 160 毫升。

用法：将百部研粗末，放入瓶中，倒入乙醇或白酒盖严，放置
　　　48 小时后可用。

功效：祛风杀虫。可治瘙痒性皮肤病；头虱、阴虱、体虱、疥
　　　疮结节、疥疮。对阴虱导致的外阴瘙痒疗效尤佳。

注意：治阴虱所致外阴瘙痒，要对病人使用的衣物、床上用品
　　　和污染物煮沸灭虱，或用熨烫。治疗前最好剃净阴毛并
　　　烧毁，先用温肥皂水清洗局部，待干后用棉球蘸药液涂搽，
　　　每日 3～4 次。最好夫妻同治。

◎**青马一四膏**

组成：青黛 30 克，鲜马齿苋 120 克。

用法：先将马齿苋捣烂，调入青黛、麻油和匀，外涂患处。

功效：本方出自《裘笑梅妇科临床经验选》，系已故中医妇科
　　　泰斗裘笑梅(1910—2001)之师传方，治妇人热证之外阴
　　　瘙痒、湿疹，疗效非常满意。

3. **食疗偏方治阴痒**

阴痒一般不必服用内治方药，对于顽固性阴部瘙痒证属肝肾阴虚、

血虚肌肤失养者，可用当归饮子合知柏地黄汤加减内服，以补益肝肾，养血滋阴，祛风止痒。根据瘙痒的不同证型，亦可辨证选用食疗方辅助治疗。可以尝试以下食疗方。

（1）湿热下注型：症见阴部瘙痒，甚则疼痛，坐卧不安，带下量多，色黄如脓，或呈泡沫米泔样，其气腥臭，心烦少寐，口苦而腻，胸闷不适，纳谷不香，舌苔黄腻，脉弦数。当以清热利湿，祛风止痒为治。

◎白果马齿苋鸡蛋羹

组成：鲜马齿苋60克，白果仁7枚，鸡蛋3个。

用法：将鸡蛋取蛋清。将马齿苋、白果仁2味合捣如泥，入蛋清调匀，以极沸水冲之。每日空腹服1剂，连服4～5天。

功效：有清肝利湿、止痒之功效。用于湿热下注型阴痒，对糖尿病并发外阴炎证属肝经湿热下注者尤宜。

◎鸡冠花薏苡仁粥

组成：鸡冠花30克，薏苡仁50克，粳米150克。

用法：鸡冠花（去子）洗净，与薏苡仁及粳米同置砂锅中煲粥，至粥熟烂。供餐时食用。

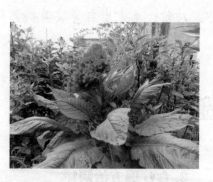

功效：有清热利湿、止痒之效。用于湿热下注，带下色黄，阴部瘙痒，以及糖尿病并发外阴炎者。

◎黄瓜炒田鸡

组成：田鸡肉120克，黄瓜500克，生姜少许，调味品适量。

用法：黄瓜洗净，去瓤，切片，用盐腌过，洗净；田鸡活杀，去皮、内脏和爪，洗净，切块，用姜丝、酒、盐、生油、淀粉等腌制。起油锅，下少许蒜茸爆香，下黄瓜略炒，调味，炒至八成熟，取出；另起油锅，下田鸡肉炒至刚熟，放入黄瓜，炒匀即可。每日1剂。

功效：补虚益胃，利湿消肿，清热止痒。适用于脾胃虚弱，带下量多，阴部瘙痒。亦可用于糖尿病并发外阴炎者。

◎猪胰冬瓜山药汤

组成：猪胰1具，冬瓜250克，山药150克，调味品适量。

用法：将冬瓜、山药去皮、切片，猪胰洗净，与冬瓜、山药同入锅中，加清水适量同炖至烂熟后，加入葱姜等调服。每日1剂。

功效：健脾化湿，清热利尿，补虚止痒。用于湿热下注之外阴瘙痒，对糖尿病并发外阴炎证属脾虚湿热内蕴者尤宜。

◎**墨鱼炖猪肉**

组成：鲜墨鱼2条，猪瘦肉250克，
　　　盐适量。

用法：将墨鱼洗净,同猪瘦肉一起炖熟,
　　　加盐调味。饮汤食墨鱼、猪肉。
　　　每日1次,5天为1个疗程。

功效：墨鱼（乌贼鱼）性温和，味微
　　　咸，具有补益精气、健脾利水、
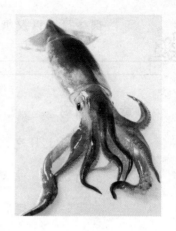
养血滋阴、清肝化湿、通络止痒之功效。本方适用于肝
经湿热所致外阴瘙痒者，亦可用于糖尿病并发外阴炎之
带下阴痒。

（2）肝肾阴虚型：症见阴部干涩，灼热瘙痒，或带下量少色黄，甚
则血样，五心烦热，头晕目眩，时有烘热汗出，口干而不欲饮，耳鸣腰酸，
舌红少苔，脉细无力。当以滋阴降火，调补肝肾为治。

◎**冬虫夏草鸭**

组成：雄鸭1只，冬虫夏草10克，调味品各适量。

用法：雄鸭去毛，掏去内脏，洗净，放入砂锅中，加冬虫夏草和上述调味品，加水适量，用文火煨熟烂。吃鸭肉喝汤，冬虫夏草可嚼服，分餐食用，每周 2 剂。

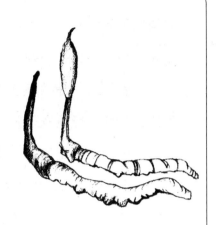

功效：补益肺肾，养阴止痒。对久病体虚，肝肾阴亏，阴痒干涩，带下色黄有辅助治疗作用。

◎猪肝肾子粥

组成：猪肝 100 克，猪肾 1 个，大米 150 克，料酒、姜片、盐、味精各适量。

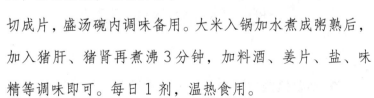

用法：把猪肝切片，猪肾对半切开，除去筋膜，洗去异味，切成片，盛汤碗内调味备用。大米入锅加水煮成粥熟后，加入猪肝、猪肾再煮沸 3 分钟，加料酒、姜片、盐、味精等调味即可。每日 1 剂，温热食用。

功效：滋肝益肾，养阴止痒。用于肝肾阴虚阴部瘙痒者，亦可用于糖尿病并发外阴炎所致之阴痒。

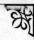

◎枸杞子猪肝汤

组成：枸杞子20克，猪肝125
克，盐、味精各适量。

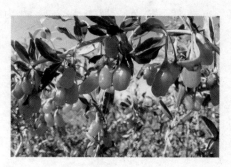

用法：先把猪肝洗净切片调
味。枸杞子洗净，加
水适量煮汤，待熟透，
将沸汤反复舀入盛猪肝之碗内。烫至猪肝八成熟后，加
盐、味精调味，再倒入锅内煮沸即成。空腹食或佐餐食用，
每日1剂。

功效：本品有滋肝益肾、止痒之功效。适用于肝肾阴虚，外阴瘙痒、
阴部干涩疼痛难忍。亦可用于糖尿病并发外阴炎。

  温馨提示

防治外阴瘙痒注意事项

◆ **不要抓挠勿烫洗**　患上外阴瘙痒，私处瘙痒不已，女性朋
友的工作和生活都会受到很大的影响，总想去抓挠。在此提醒女性
朋友，如果不想病情加重，一定要避免去抓挠外阴，抓挠容易发生

感染，加重病情。虽然用热水清洗过后可缓解瘙痒症状，但这只是暂时的，不要误认为热水烫洗可将引起瘙痒的细菌杀死。正确的做法是：如果私处瘙痒难忍，应以冷敷为宜，可用叠厚的冷毛巾湿敷外阴，每3分钟清洗毛巾一次，不使其变热，持续冷敷，直到不痒为止。因此，发生阴痒时尽量不要抓挠、摩擦和用热水烫洗。

◆ **私处卫生要切记**　外阴瘙痒不易治愈，易反复，想要有效治疗和预防，首先要从个人卫生做起。平时要多注意个人卫生，尤其是月经期的卫生，应使用干净、安全的卫生巾、卫生纸；要保持外阴清洁、干燥，坚持每天用温水清洗外阴，但不要频繁地清洗阴部，尤其是使用各种护理液清洗；应勤换内裤，特别注意经期、产褥期的卫生，及时更换卫生巾，以免炎症加重。

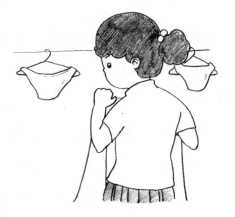

◆ **彻底治疗莫大意**　在秋冬气温渐低外阴瘙痒有所好转的情况下，很多女性都放弃了治疗，这是最不可取的。秋冬季女性想要彻底治愈外阴瘙痒，更应积极配合医生的治疗，千万不要以为病情有好转就放弃治疗，拖延治疗导致阴痒复发，只会导致病情加重。

阴虱叮咬阴痒最难忍，杀虫止痒首选百部酊

症　状　外阴部剧烈瘙痒，抓痕、血痂，局部偶见青灰斑
　　　　或淡青色斑
老偏方　百部酊；一味苦参煎

阴虱病属于"第二代性病"，是由阴虱叮刺引起的瘙痒性皮肤病，因为阴虱寄生于阴毛处，可因不洁而混乱的性行为传播，故亦为性病之一种。

中医亦早有"阴虱"的记载，《外科正宗》说："阴虱又名八脚虫也"；《类证治裁》载有"阴毛生虱"之证治。阴虱病近年来流行于美国和西欧，我国的一些地区也相继发现了阴虱病病人。阴虱是体外寄生虫，以吸人血而生存，同时放出有毒的唾液，叮刺及毒液均可引起瘙痒性皮炎。皮肤被阴虱叮咬后可出现红色疹，剧烈瘙痒，常因瘙抓引起抓痕，继发湿疹或毛囊炎等化脓感染；少数病人在股内侧或躯干处还可见蚕豆或指头大小的青灰色或淡青色的青斑，不痒，压之不退色。仔细检查，往往可在毛囊处找到阴虱，毛干处可找到铁锈色虱卵。对阴虱的预防主要是搞好个人卫生，发现阴虱应及时治疗，对于其性伴侣应予以同时检查和治疗。

中医认为，致病因素多为洗澡不勤，换衣不常，不讲究卫生，积湿生热，而致湿热生虫，或因内衣油腻，毛生脂厚，虱藏毛丛，互

相沾染而得虱病。中医治疗阴虱以外治为主、内治为辅，治疗的基本原则是清热燥湿，杀虫灭虱，祛风止痒。其中，外治疗法中首选百部酊。

◎ **百部酊**

组成：百部 100～250 克，将百部切片，浸泡于 75% 乙醇 500
　　　毫升或 65 度白酒 500 毫升中，盖严，浸 24～48 小时后．

用法：外涂患处，每日 3～5 次。

功效：祛风杀虫。适用于治疗瘙痒性皮肤病，如头虱、阴虱、体虱、
　　　疥癣结节、疥疮等。

　　曾治 35 岁李女士主诉阴部瘙痒，用止痒药无效。其丈夫也有类似症状。经检查，阴毛部有虱样寄生物，经显微镜观察，证实为阴虱。经用 20% 百部乙醇溶液擦拭杀灭，两天内症状消失。又有男士金某，34 岁，主诉阴部奇痒，用止痒药水及热水烫洗非但无效，反而痒痛兼作，因抓挠太过，局部血痕累累。经仔细观察，发现阴毛部有虱样寄生物，经显微镜观察，证实为阴虱。经用 20% 百部乙醇溶液擦拭杀灭，很快好转。

　　经临床验证，以百部为主治疗阴虱病具有确切的疗效。用百部为主配伍应用的偏方也有很多，兹选介几则如下。

◎百部煎

组成：百部 30 克，苦参、蛇床子、千里光、大风子、黄柏、土茯苓、白鲜皮各 20 克。

用法：上药加水 2000 毫升，煎至 1000 毫升趁热先熏后洗，每次 20～30 分钟，每日 1 剂。

◎百部苦参煎

组成：百部 30 克，苦参 30 克，地肤子 30 克，艾叶 30 克，川椒 10 克。

用法：上药水煎外洗。每日 2 次，每次 30 分钟。

功效：适用于阴虱病瘙痒剧烈者。

◎百部蒲公英煎

组成：百部 30 克，蒲公英 30 克，黄柏 30 克，地榆 30 克，野菊花 20 克。

制法：上药水煎外洗。

用法：每日 2 次，每次 30 分钟。

注意：阴虱搔抓后局部有皮肤感染（如渗液、血痂、化脓，或继发湿疹或毛囊炎等）者忌用。

◎**灭虱消疹煎**

组成：苦参 30 克，朴硝 30 克，白鲜皮 30 克，黄柏 30 克，鹤虱 30 克。

用法：水煎外洗，每日 2 次，每次 30 分钟。

功效：适用于阴虱合并有湿疹的患者。

◎**复方百部止痒酊**

组成：百部、蛇床子各 100 克。

用法：上药加 75% 乙醇 800 毫升，浸泡 24 小时，滤过备用。用止痒酊液配合硫黄樟脑软膏（硫黄 20 克，樟脑 3 克，凡士林 100 克，调匀备用）涂擦有良效。每天早晚在阴毛区、会阴、肛周及有阴虱处反复轻涂止痒酊液，干后在患处薄涂硫黄樟脑软膏，轻轻揉擦多次，力求均匀无遗漏，连用 7 天。

在临床上，我用苦参治疗阴虱病同样获得满意疗效。记得那是 10 年前夏天的某日，有位 40 多岁女士前来中医诊室看失眠。临走时欲说又止，我告诉她在医生面前没什么不好意思的。她说离婚 10 年了，一直独身没有性生活，自己也非常注意卫生，不知为什么半年来阴毛根部生虱。到妇科用了不少药还是时好时坏，非常苦恼，问我用中药可有好方法。本来我已经给她开了几剂疏肝清热、养血安神的中药，听此一说，我终于明白了这位女士之所以烦躁失眠，还与阴虱病的阴痒难眠有关。给她配制百部酊吧，那还得浸上几天才能用，可眼下仅安神助眠，不尽快杀灭阴虱止阴痒，想让患者安然入睡肯定是无济于事的。想想平时我用苦参杀虫止痒治疗各种皮肤病疗效还不错，干脆就用单味苦参吧，这样当天就能用，治疗阴虱如何，于是开出了大剂量的苦参，嘱其煎汤外用，每天1剂先熏后洗，连用5天。第六天该女士又来了，说失眠、阴痒全好再也看不到阴虱了，这药真神了。又给1周药以巩固之，遂痊愈。

◎一味苦参煎

组成：苦参100克。

用法：将苦参加冷水2000毫升，浸泡30分钟后，置火炉上大火煎沸，再转小火再煎30分钟，滤取药汁，倒入洗浴盆中。趁热先熏阴部，待热时用消毒纱布蘸取药液擦阴部，稍凉时坐浴。每日1剂，每剂药可水煎熏洗3次，每次20～30分钟。

苦参味苦，性寒，功能清热燥湿，祛风杀虫，又可止痒。唐代医家甄权《药性论》说它"治热毒风，皮肌烦躁生疮"；《唐本草》言其"治胫酸，疗恶虫"；《滇南本草》认为苦参能凉血，消风，解热毒，"疗皮肤瘙痒，血风癣疮，顽皮白屑"。故一味苦参治愈阴虱病，并非出于偶然。其实，每日用苦参 10 ～ 30 克，煎水加蜜调服，每日 1 剂，还可治顽固性失眠。用于精神病、抑郁症、神经衰弱、神经官能症、梅尼埃综合征和更年期综合征等所引起的各种顽固性失眠。适用于体实内有火之人。郁久生火是其病理，直折其火是其药理。

阴虱的治疗主要是外治疗法。治疗前最好剃净阴毛并烧毁，内衣衬裤要煮沸或熨烫。先用温肥皂水清洗阴部，待干后用棉球蘸洁尔阴原液直接涂患处，并反复揉搓 5 ～ 6 分钟，同时保持一定温度，每日反复进行 3 ～ 4 次。局部外搽剂有：10% ～ 20% 硫黄软膏，每日外涂 3 ～ 5 次。10% 优力肤霜剂或软膏剂，外涂 1 周后治愈率达 95.7%。此外，可供选用的还有 25% 苯甲酸苄酯乳剂，10% 丙体 666 霜剂和 5% ～ 10% 氧化氨基汞软膏，继发感染还可加用抗生素。注意：夫妻同治非常重要。

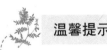

温馨提示

牢记阴虱防治要点

◆ **预防阴虱病，洁身自爱很重要**　一定要杜绝卖淫嫖娼和性乱，还要搞好个人卫生，勤洗澡，勤换衣。如发现阴虱病人除及时治疗外，还应追踪传染来源，特别是对其性伴侣，应予以检查治疗。

◆ **治疗阴虱病，首先记住刮净阴毛**　洗澡刮阴毛，包括腹毛、肛毛。一定要刮干净。

◆ **根治阴虱病，衣被消毒很重要** 对病人使用的衣物、床上用品和污染物应煮沸灭虱或用熨斗熨烫。换一身干净的内衣内裤，洗澡擦身的毛巾包括家人的毛巾用开水烫半小时，自己睡的床单、被罩、枕巾开水烫半小时，外衣最好也烫烫，或是找袋子密封半个月饿死残留的虱子。

阴囊湿疹瘙痒恼人如挠心，巧用偏方燥湿止痒自安宁

症　状	阴囊瘙痒。急性期红斑丘疹，糜烂渗出；反复发作可呈苔藓样变
老偏方	紫苏散；冰硼散

阴囊湿疹是夏季常见的一种阴囊皮肤病，俗称"绣球风""肾囊风"。患病的阴囊外观看起来就像是消了气的破轮胎，这主要是阴囊皮肤有很多皱褶，又具有"松、薄、敏感"的特点，如处在高温潮湿、密不透风的环境下，加上走路时双腿摩擦，就很容易产生对磨性湿疹。阴囊潮湿、阴囊湿疹可以说是男人的常见病，毛病不大，也算难言之隐，特别是出席一些正式场合，尴尬顿现，可是吃西药服激素抹药膏，往往是病情反复起伏难平，瘙痒阵作依然如故，效果当然是只有自己知道。于是，许多人到此时才想起来求助中医药治疗。

阴囊湿疹呈对称性发生，常波及整个阴囊，患处奇痒，病程较长，反复发作，不易根治。急性期相当于处在"糜烂型"阶段，慢性期相当于处在"干燥型"阶段。临床表现为阴囊皮肤上出现红斑、丘疹、水疱、糜烂、渗出、结痂等多种临床表现，患者自觉灼热和瘙痒，患处常由于用力搔抓或以热水洗烫而出现急性肿胀或糜烂。本病病程较长，反复发作而使皮肤变厚、粗糙、色素沉着。阴囊湿疹的治疗，急性期多以清热利湿为主。

其实有许多来自民间的草药偏方，验之于临床屡试不爽。

李老师是一位 38 岁的男子，一眼看上去温文尔雅，你也可以看出他在努力保持着为人师表的外表形象，但当他走进诊室时却是叉开着双腿，一摇一晃地来到我面前的，尴尬地用手指向自己的裤裆，我立即明白了肯定无疑是这位男士外阴部有毛病。经检查发现，他患的是民间所称的"绣球风"，即现代医学讲的"阴囊湿疹"。整个阴囊渗出半透明的分泌物，他说阴囊奇痒难忍，已有 1 周多的时间，有时说痒就痒，忍俊不禁。更为难堪的是，为了避免裤子与阴囊摩擦，他必须张开双腿，艰难地步行。

我给他的用药很简单：一是内服二妙丸；二是用我搜集的民间偏方紫苏叶煎汤熏洗，再用紫苏叶研粉撒布患处的方法治疗。用药 1 天后，李老师很快就感觉痒痛减轻，分泌物也明显减少。第 3 天他步履轻快地来到我的诊室，面带笑容地告诉我："没事了！"我嘱他不要大意，建议仍用原方巩固治疗。他遵照医嘱如法调治 1 周，阴囊湿疹彻底痊愈，随访未再复发。

◎紫苏散

组成：干紫苏叶 150 克。

用法：以 50 克在铁锅上炒干，研为细末备用；取 100 克紫苏叶（如用鲜品以 250 克为好）原药材水煎，浸洗患处。局部浸洗后，将紫苏细末均匀地撒于患处，每日 1～2 次。

紫苏叶又名苏叶，为唇形科植物皱紫苏、尖紫苏等的叶。其味辛，性温，能发表散寒，行气宽中，清热解毒，外洗可散热止痒，收敛除湿。用其治疗阴囊湿疹，疗效颇佳。《本草正义》紫苏有"致新推陈之宣剂，轻剂也。……叶则偏于宣散"，有疏风止痒之功效。用于阴囊湿疹，最为简便的方法就取紫苏茎叶25～50克，水煎泡洗患处，可迅速收到宣散祛湿，疏风止痒的效果。以紫苏配黄花蒿（青蒿）等药煎汤湿敷患处，临床用于治疗阴囊湿疹也有很好的疗效（如下方之青紫汤）。

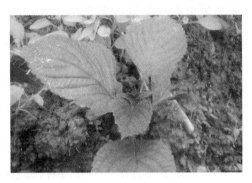

◎**青紫汤**

组成：紫苏叶25克，黄花蒿（青蒿）50克，艾叶25克，冰片5克。

用法：先将前3味药加水适量煎煮取药液500毫升，再加入研细的冰片混匀备用。用时将纱布块蘸药液湿敷患处30分钟，每天再用此药外搽患处4次。

　　黄花蒿传统中药习称为"青蒿"，全草味辛、苦，性凉，无毒。入药作清热、解暑、截疟、凉血、利尿、健胃、止盗汗用。还作外用药，具有清热解暑湿，驱风能止痒的功效。《现代实用中药》载："黄花蒿生叶汁：

涂恶疮疥癣及毒虫咬伤。"广州部队《常用中草药手册》载：用黄花蒿煎水洗，治疥癣，皮肤湿痒。并认为本品有"解热健胃，驱风止痒"之功效。现代研究，青蒿水煎液对表皮葡萄球菌、卡他球菌、炭疽杆菌、白喉杆菌有较强的抑菌作用，对金黄色葡萄球菌、铜绿假单胞菌、痢疾杆菌、结核杆菌等也有一定的抑制作用。青蒿挥发油在 0.25% 浓度时，对所有皮肤癣菌有抑菌作用，在 1% 浓度时，对所有皮肤癣菌有杀菌作用，故亦可用于皮肤癣疾引起的皮肤瘙痒。该方中紫苏叶配青蒿、艾叶、冰片等药物，具有清热祛风、除湿止痒之功效，适用于阴囊湿疹。

一般地说，无论急性还是慢性阴囊湿疹，都适宜于用中药熏洗、湿敷法；急性湿疹有糜烂、渗液者，应在熏洗后配合粉散剂外扑或撒敷于疮面；慢性期阴囊皮肤变厚、粗糙、有苔藓样变者当用膏剂，可将药粉用醋、蓖麻油、麻子油或凡士林等调涂患处。现将搜集整理并在临床验证有肯定疗效之外治偏方辑录于此，希望能为众多罹患阴囊湿疹的朋友排解"男"言之隐，消除病痛困扰。

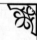

◎五子煎

组成：地肤子、蛇床子、苍耳子、五倍子、黄药子各30克。

用法：上药加清水1500毫升，煎沸，去渣取液备用。治疗时，
将煮沸药液倒入盆内，趁热熏蒸患部，待温后外洗阴囊。
每日早、晚各1次，每次洗15～20分钟，7天为1个疗程。

功效：此方具有疏通血脉、消肿止痛、祛湿解毒、润肤止痒之功效。适用于阴囊湿疹。一般连用3个疗程即愈，疗效颇佳。

◎复方虎刺煎

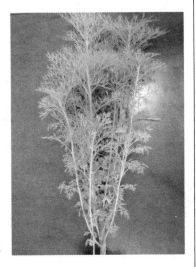

组成：虎刺全草（绣花针、两面针）100克，蛇床子、土槿皮、十大功劳各30克。

用法：上药加清水适量，煎沸，以汁备用。用时，趁温外洗患处，再坐浴浸泡患处。每日2次。

功效：清热祛湿、祛风止痒。适用于慢性阴囊湿疹（肾囊风）糜烂型。

◎蛇床归尾煎

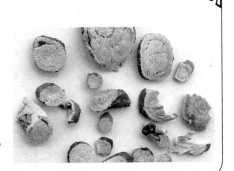

组成：蛇床子、当归尾、威灵仙、苦参各15克。

用法：上药加清水适量，煎沸后，将药汁倒入盆内，趁热先熏后洗患部。每日洗 1 次。

功效：此方来源于《外科正宗》。有清热活血、燥湿止痒之功。适用于阴囊湿疹（肾囊风）。一般连用 2～4 次即愈，验于临证，疗效称佳。

◎三叶汤

组成：桉树叶、麻柳树叶、艾叶各 100 克，

用法：上药用水洗净，放锅内加水落 500 毫升，煮沸 20 分钟，滤出药液备用。用时加热熏洗，每次熏洗 15 分钟，每日 2 次。

◎蒲公英洗剂

组成：蒲公英 60 克，杏仁 20 克，野菊花 15 克。

用法：煎汤待冷后湿敷，每日 2～3 次。

功效：适用于湿热下注、糜烂滋水较多之阴囊湿疹。

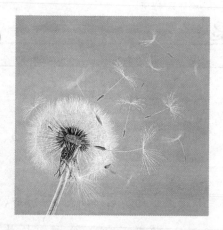

◎二子止痒汤

组成：蛇床子、地肤子、苦参、黄柏、明矾、川椒各20～30克。

用法：上药加清水2500毫升，置火上煎熬，煎沸30分钟，过滤去渣取汁，将药液倒入盆内，趁热先熏后洗患处。每日熏洗2～3次，每次30分钟。

功效：清热燥湿、祛风止痒。适用于阴囊湿疹。

◎蝉蜕煎

组成：蝉蜕60克，蛇床子、苦参、白矾、川椒、青盐、艾叶各9克。

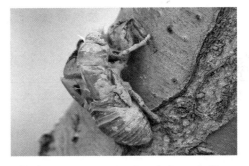

用法：上药加水适量，煎沸，将药液倒入盆内，趁热先熏后洗患部。每日2次，每次熏洗15～20分钟。

功效：祛风燥湿、杀虫止痒。适用于阴囊湿疹，特别是剧烈瘙痒的患者。

◎明矾十味煎

组成：明矾90克，芫花、大戟各15克，艾叶、苍术、黄柏、川椒、金银花、槟榔、甘草各30克。

用法：上药加水适量，煎沸，将药液倒入盆内，稍温洗患处，

　　　每日洗2～3次。

功效：清热解毒、燥湿止痒。适用于阴囊湿疹。

◎蛇床地肤子煎

组成：蛇床子、地肤子、当归尾、苦参各15克。

用法：上药用水煎沸，先熏后洗患部半小时，每日1次，每剂

　　　药液可连用2～3天。

功效：清热燥湿、祛风活血。适用于慢性阴囊湿疹。症见阴囊

　　　皮肤粗糙、肥厚、干燥、脱屑、瘙痒无度。

◎茵陈二参汤

组成：茵陈20克，苦参、玄参各

　　　30克，白鲜皮25克，猪苓、

　　　茯苓、生薏苡仁、黄柏、当归、

　　　明矾各10克，紫花地丁30

　　　克，六一散15克。

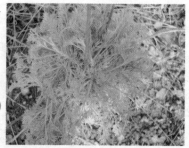

用法：上药研为粗末，和匀，分装为60克1袋。每次取1袋，

　　　放入沸水中浸泡10分钟，熏洗患处，每次20分钟。

注意：应用中药熏洗法时，药液温度宜低不宜高，以35℃左右为宜。

◎**吴茱萸乌贼雄黄散**

组成：吴茱萸 30 克，乌贼骨 20 克，雄黄 6 克。

用法：将上药共研为细末，过筛备用。阴囊湿疹患处渗出液多
　　　者撒干粉，无渗出液者用蓖麻油调敷，每日 3 次，上药
　　　后用纱布轻轻包扎。

注意：治疗期间禁食血腥、辛辣食物。

◎**熏洗加扑散方**

组成：①熏洗方（嫩苦参、生大黄、紫背浮萍各 30 克，川花椒
　　　9 克）；②扑散方（薄荷叶 30 克，煅枯矾 9 克，滑石 60 克）。

用法：方①各药加清水 2500 毫升，煎沸取汁；方②各药共研末
　　　为散，贮瓶备用。用时先将煎取之药液倒入盆内趁热熏
　　　洗患处，然后取本散扑于患处。每日早、午、晚各 1 次。
　　　通常连续熏洗、扑散 3～5 日可愈。

功效：清热利湿、杀虫止痒。适用于阴囊湿疹（绣球风）。

◎**汤散合方**

组成：①苦参 30 克，地肤子、花椒各 10 克，蛇床子 12 克。

　　　②滑石 15 克，枯矾 6 克，青黛 9 克。

用法：方①各药加清水 1500 毫升煎沸，备用；方②各药共研

细末，备用。治疗时，先用方①汤剂趁热熏洗患处。每日早、晚各 1 次，每次熏洗 15～20 分钟。每剂可连用 2 天。洗后用毛巾擦干患部，再用方②散剂涂擦患部。

功效：清热祛湿、消炎抗菌、杀虫止痒。适用于阴囊湿疹。

◎白胡椒外用 + 绿豆滑石粉

①白胡椒外用洗药：白胡椒（研末）1 克，白糖 100 克。上药放锅中，加水 500 毫升沏开，先熏患处，等水温合适了，再坐浴浸泡 30 分钟左右，连用 5～7 天。洗完后再用药粉涂抹。

②外抹绿豆滑石粉：绿豆 60 克，滑石粉 75 克，枯矾 30 克，青黛 30 克。4 味共研成细末，直接外抹患处。

另外，还有不少出自经方成药的"偏方"，用起来也很便捷有效。

几年前一个夏天，78 岁的张大爷因阴囊瘙痒找到我的门诊室。经询问，这位老爷爷年纪大了，平时洗澡次数也少了，近几个月反复出现阴囊处瘙痒，夜间瘙痒尤为明显，伴有局部干燥蜕皮，瘙痒比较严重，有时抓挠也不能缓解，抓的渗血却越挠越痒。经检查确认为慢性阴囊湿疹。考虑到老大爷煎药内服外用可能不方便，所以我推荐他用中成药冰硼散熏洗、外敷，同时给予 B 族维生素 2 片口服治疗。

◎冰硼散

组成：冰硼散2克。

用法：上药泡热水500～1000毫升。熏洗阴囊，每日1次，一般5～7天即愈。熏洗后，再用冷开水调适量冰硼散涂搽局部，每日涂药3次。同时内服B族维生素2片，每次2片，每天3次。

冰硼散为中成药，含有冰片、硼砂、朱砂、玄明粉等成分。具有清热解毒、消肿止痛的功效。适用于热毒蕴结所致的咽喉疼痛，牙龈肿痛，口舌生疮。近年临床发现，冰硼散外用对瘙痒性皮肤病效果良好，尤其对阴囊湿疹有显著疗效。维生素 B_2 是辅酶的组成成分，参与糖、蛋白质、脂肪的代谢。两者合用，在外用的同时配合补充维生素 B_2 内服，对阴囊湿疹的治疗有确切的疗效。该法治疗效果显著，价格也很低廉。

又有某男，39岁。患阴囊湿疹已有8年病史。但见阴囊皮肤丘疹、渗液，皮损累及会阴、毛际，瘙痒无度。症属湿热毒邪蕴积肌肤所致。拟清热解毒，化湿止痒。用冰硼散与氟轻松软膏各1支，共调匀，外涂阴囊皮损处，外用消毒纱布覆盖。每日3～4次。经治1周痊愈，此后未再复发。

中成药往往从名家经验方通过临床反复验证后研制而成，有明确的适应证，但通过医生在临床上的应用探索，发现一些传统的经方成药又有了许多新用途。当有人治病求偏方时，医生也就迎合患者的心理需求将成药当成"偏方"介绍给他们，因为运用时超出了说明书规定的治疗范围，而又有出乎意料的治疗效果，因此，人们也就自然而然地认可了传统经方成药治疗新病种的方法就是"偏方"。下面就介绍几种常用中成药治疗阴囊湿疹的小偏方。

◎双料喉风散

组成：珍珠、人工牛黄、冰片、黄连、山豆根、甘草、青黛、人中白（煅）、寒水石。

用法：清洗患处后，将适量的双料喉风散喷于患处，每日用药3～5次，应连续用药3～5日。

功效：此药具有清热解毒、消肿止痛的功效。

◎藿香正气水

组成：苍术、陈皮、厚朴（姜制）、白芷、茯苓、大腹皮、生半夏、甘草浸膏、广藿香油、紫苏叶油。

用法：清洗患处后，用消毒棉签蘸取适量的藿香正气水涂抹于患处，每日用药3～5次，应连续用药3～5日。

功效：此药具有解表化湿、理气止痒的功效。

◎季德胜蛇药片

组成：七叶一枝花、蟾蜍皮、蜈蚣、地锦草等药味。

用法：将5～10片的季德胜蛇药片研成细末，再用米醋将其调成稀糊状。清洗患处后，将此药糊敷于患处，每日换药1次，可连续用药5日。

功效：此药具有清热解毒、消肿止痛的功效。

◎青黛散

组成：青黛散3～4.5克，胡麻油适量。

用法：青黛散用适量胡麻油调匀成糊状，敷于患处，每天换药1次，连续5～7天。

功效：此药功能清热解毒，消肿止痛。本品是用于治疗口疮、咽喉肿痛的常用中成药。经临床验证，用于湿热下注之阴囊湿疹，见皮损糜烂有黄水渗出者有显效。

◎青蛤散

组成：蛤壳（煅）、青黛、石膏（煅）、轻粉、黄柏。

用法：清洗患处后，将适量的青蛤散撒于患处，每日用药3～5
　　　次，可连续用药5～7日。若患处皮肤已出现了皲裂、
　　　糜烂、渗液等症状，可先将此药与适量的香油调成糊状，
　　　再涂抹于患处，每日换药1次，可连续用药5～7日。

功效：此药具有清热解毒、燥湿杀虫的功效。

阴囊湿疹配合内服中药疗效更佳。这里推荐几则疗效较好的内服方
给大家。

◎加味二妙散

组成：白术、黄柏、荆芥、防风、蝉蜕各10克。

用法：每日1剂，水煎，分2次服。也可用三妙丸，每日2次，
　　　每次6～9克。

功效：适用于阴囊皮肤有红斑水疱，渗液较多，甚至浸淫成片，
　　　糜烂，疼痛且痒，伴有小便短赤，大便干结，口苦而腻者。

◎苦参合剂

组成：苦参、黄柏各15克，蛇床子、金银花各10克。

用法：每日1剂，水煎，分2次服。

功效：适用于阴囊皮肤起疹迅速，局部皮肤潮红，有散在红疹和鳞屑出现，瘙痒难忍，伴口渴欲饮，大便不畅者。

阴囊湿疹慢性期治宜养血润肤，常用消风散加减，也可口服当归补血丸。亦可用当归饮子加减方内服。

◎当归饮子加减方

组成：当归10克，熟地20克，白芍10克，川芎10克，玄参10克，荆芥10克，防风10克，白鲜皮30克，白蒺藜10克，生甘草6克。

用法：水煎服，每日1剂。

功效：此方滋阴养血润燥，用于阴囊皮肤皱褶变粗变深，搔破后渗出血水，夜间瘙痒剧烈，舌红，少苔，脉细滑。

温馨提示

注重阴囊湿疹的康复保健

阴囊湿疹不是癣，不能用碘酒、癣药水、大蒜等刺激性的药物治疗。阴囊最忌高温、高湿、搔抓、揉搓、摩擦、烫洗等，因此，千万不要穿太紧的内裤；不要用热水、肥皂、碱水、盐水清洗下身；不要随意搔抓，避免刺激皮肤，避免导致继发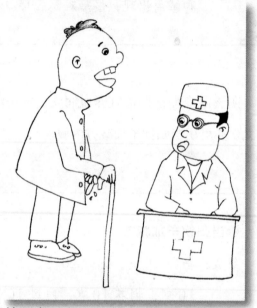感染；夏季洗完澡后，要保持阴囊干爽，必要时可撒些吸汗的痱子粉。此外，可适当服用维生素B_1、维生素B_2及维生素C等药物，以改善皮肤营养，促进皮损愈合。

阴囊湿疹不是性传播疾病，本身不具传染性。患者多由嗜食辛辣，或穿化纤内衣，阴囊潮湿多汗下体透气性差所致。因此建议患者应当穿纯棉内衣，忌食辛辣食品，保持心情舒畅，睡眠充足，树立信心，坚持治疗，可提高疗效，减少或减轻阴囊湿疹的复发。

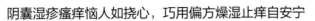

此外，对于老年阴囊湿疹多年，且各种方法治疗不愈的患者，我们认为需要解决一个重要的问题——确诊。老年人发生阴囊湿疹，且长期使用各种方法治疗都不理想时，一定要排除"湿疹样癌"。因此，建议50—60岁以上的中老年人在"阴囊湿疹"久治不愈时，应及时到医院皮肤科或肿瘤科，经专科医生检查并活检做出明确诊断，早发现早治疗。

白癜风要早治疗，外用补骨脂酊生姜酒效果好

症　状　皮肤片状白斑，表面光滑无皮疹，皮损境界清楚

老偏方　补骨脂酊；生姜酒

　　白癜风是一种临床上常见的色素脱失性皮肤病，在普通人群中的发病率为 1%～2%，是皮肤病中的慢性病、疑难症。因为此病发生于人的体表，尤其是发生于暴露部位时，直接影响着患者的容貌，进而影响到社交、工作、婚恋等，给患者带来了沉重的心理负担。因此，患者的那种迫切求治、急切求愈的痛苦心情真的是让人感同身受！

　　白癜风属于一种自身免疫性疾病，又名"白驳风"，多发于多汗体质的青年。皮损为色素脱失斑，常为乳白色，也可为浅粉色，表面光滑无皮疹。白斑境界清楚，边缘色素较正常皮肤增加，白斑内毛发正常或变白。病变好发于受阳光照射及摩擦损伤部位，病损多对称分布。白斑还常按神经节段分布而呈带状排列。除皮肤损害外、口唇、阴唇、龟头及包

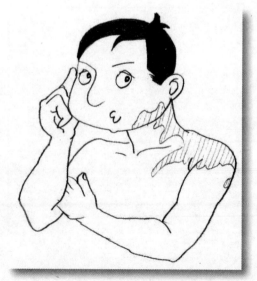

皮内侧黏膜也常受累。本病多无自觉症状，少数患者在发病前或同时有患处局部瘙痒感。白癜风常伴其他自身免疫性疾病，如糖尿病、甲状腺疾病、肾上腺功能不全、硬皮病、异位性皮炎、斑秃等。

白癜风的发病原因并未完全清楚，一般认为是具有遗传素质的个体，由于免疫功能、神经精神及内分泌、代谢功能等各方面的紊乱，导致酶系统的抑制或黑色细胞的破坏或黑素生成障碍，最终导致了黑素脱失。

目前，西医对此病无特效药物，可试用皮质激素口服；或用自体表皮移植术，因手术成功率受多方面因素影响，故需慎重选择；局部可外用硫汞白斑涂剂，或复方氮芥酊及皮质激素霜剂等。中医治疗的方法包括内服、外治等综合治疗，往往能取得较为满意的疗效。

据报道，补骨脂酊治白癜风很有效。

女青年王靓时年 23 岁。额上一处铜钱大白斑已近 4 年，近 6 个月来逐渐发展，向两面颊蔓延扩大，目前已有掌大一片。其他无不适。苔薄，脉平。证属风湿相搏，久病入络，气血不和，瘀阻肌肤。拟祛风湿，调营卫，和气血法治之。药用豨莶草 9 克，苍耳草 9 克，浮萍草 9 克，白鲜皮 9 克，地肤子 9 克，补骨脂 12 克，当归尾 9 克，赤芍 12 克，川芎 9 克，红花 9 克，牡丹皮 9 克，白芷 4.5 克，桂枝 6 克，乌梢蛇 9 克，甘草 5 克。水煎服，每日 1 剂；同时外涂补骨脂酊。服药 1 个月，虽无显效，然药合病机。仍守前方再进，内外合治，药后 1 个月，中间已有色素岛出现，显见 70%以上色素沉着。效不更方，前方续服 1 月余，终获痊愈。

白癜风《医宗金鉴》中说："此证自面及颈项，肉色忽然变白，状类斑点，并不痒痛，由风邪相搏于皮肤，致令气血失和。施治宜早，若因循日久，甚者延及遍身。初服浮萍丸，次服苍耳膏。"据此，临床上用活血祛风湿的中药，再以补骨脂酊外涂，则可取效。

◎补骨脂酊（酒）

组成：补骨脂30克，75%的乙醇100毫升。

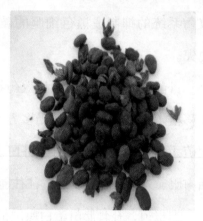

用法：补骨脂加入乙醇中，浸泡5～7天，用双层纱布过滤，得暗褐色滤液。取滤液煮沸浓缩至30毫升。用浓缩补骨脂酊搽涂白癜风处，晒太阳10～20分钟，每天1次，连用半个月以上。对于能饮酒者，可另用补骨脂60克，白酒500毫升。将补骨脂泡入白酒中，浸泡5～7天。每天早、晚空腹饮补骨脂酒15毫升。

补骨脂味苦、辛，性温。有补肾壮阳、补脾健胃之功能，外用可治白癜风、牛皮癣等皮肤病。据临床研究资料，以50%补骨脂注射液肌肉注射，每日1次，每次5毫升；外用补骨脂液涂抹局部白斑处（从小面积开始）。同时用紫外线照射，开始2分钟，逐渐增至10分钟；若以日光照晒，可根据光线强弱，晒5～20分钟。注意，如局部发生红肿、水疱应暂停治疗，待恢复后再用。颜面、手等裸露部位，晒后应将药液洗去。一般可持续应用数月或半年以上。对颜面、手、脚裸露部位，效果较慢。观察 49 例，经 3 ～ 6 个月，痊愈（色素完全恢复）6 例，显效（2/3 恢复色素）8 例，有效（部分恢复色素）23 例，无效 12 例。另有单用 30% 补骨脂乙醇浸液外涂，治疗 7 例，亦获不同程度疗效。认为本品中含有的补骨脂素，有使色素新生的作用。还有人曾用此治疗白癜风 12 例，显效 10 例，仅 2 例无效。

中药补骨脂是一种光感性物质，片剂用于口服，注射剂供肌内注射，也可煎服（每日 20 ～ 30 克，水煎分 2 次空腹服）；还可以补骨脂 100 克加酒 500 毫升，浸泡 1 周后外搽患处。研究认为，补骨脂含香豆精衍生物，有感光性，内服或外涂皮肤，经日光或紫外线照射，可促使局部皮肤色素新生。

此外，还可口服或外用 8- 甲氧补骨脂素（8-MOP）1 ～ 2 小时后进行局部长波紫外线照射，从小剂量开始，逐渐增加。大约 50% 的患者对该疗法反应良好，面部和躯干对治疗反应较好。此类治疗方法的缺点是不良反应较大，8-MOP 的不良反应有恶心、呕吐、皮肤瘙痒和红斑，补骨脂素 Psoralen 联合使用 A 波段紫外线（UVA）暴露疗法（PUVA）的长期副作用是导致皮肤癌等，因此此法具有一定的局限性。故应提醒患者如治疗 2 个月无效应停药，如有色素斑点沉着应继续治疗半年至 1 年。

下面两则含补骨脂的偏方验方亦可供选用。

◎复方补骨脂酊

组成：补骨脂1000克，菟丝子300克，75％乙醇400毫升。

用法：前两味共研粉后浸入乙醇内，浸泡7天滤取汁。外搽患处，每日3～4次。

◎乌梅补骨脂酊

组成：补骨脂30克，乌梅50克，75％乙醇500毫升。

用法：前两味浸入乙醇，1周后取滤液。外涂患处，每日2～3次。

◎乌梅骨姜酊

组成：乌梅60克，补骨脂30克，毛姜10克，80％～85％乙醇适量。

用法：药物与乙醇比例为1：3。浸泡1周后取滤液，外搽患处，每日3～4次。

另外，生姜酒治白癜风疗效也不错。

下面介绍一则用生姜酒外搽治白癜风的民间偏方：小李前段时间突然发现手背上长了好几个小白点，开始的时候并不在意，可是过了2周有几个白点长成指甲盖那样的大小，去社区医疗站看大夫说是白癜风，爸爸听说隔壁村有个80多岁老爷爷有个治疗白癜风的偏方，有人治好过，就去那求来了偏方，用了1个月后，小李手背上的小白点真的消失了。原来，这个偏方也就是酒浸生姜外搽，你说够简便的吧。

◎生姜酒

组成：高度白酒500毫升，生姜150克。

用法：把生姜（不要去皮）洗净晾干，切0.5厘米厚片。将白酒、生姜倒进密封罐，泡7天即可。每天取罐中生姜片蘸生姜酒搽白斑处。每日3次，每次搽3～4分钟，搽到白斑局部皮肤发热潮红为止，一般数日就可以治愈了。

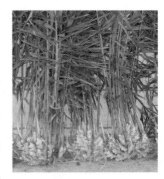

生姜味辛，微温。辛者散之，可增进血行。用生姜治白癜风古已有之，明代李时珍《本草纲目》引《易简方》就有记载：治"赤白癜风"，"生姜频擦之，良"。现代研究，生姜含有辛辣和芳香成分，辛辣成分为一种芳香性挥发油脂中的"姜油酮"，能促进血液循环，故能加速改善皮肤局部病变。这个方法对白斑刚发现还不是很大的时候使用效果最好。经临床试用于初期较小的皮肤白斑效果确实很不错。

民间代代相传的治疗白癜风之偏方很不少，外用大多是酊（酒）剂，也有膏剂如大黄膏，食疗方用于辅助治疗也多有裨益。下面选介若干则，供参考选用。

◎乌梅酊

组成：鲜乌梅50克，乙醇150毫升，二甲亚砜100毫升。

用法：乌梅在乙醇中浸泡1～2周，取滤液加二甲基亚砜毫升即成乌梅酊。用时搽患处，这种民间治白癜风偏方每日3～4次，每次3～5分钟。

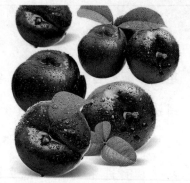

◎大黄膏

组成：生大黄50克，甘油20克，乙醇适量。

用法：将大黄研末，过120目筛后加甘油、95%乙醇适量，调匀成糊状，瓶装密封备用。用时先将患处用温开水洗净，晾干后用药膏涂擦，每天早晚各1次。

大黄是常用的药材，能泻热通下，行瘀活血，推陈致新。据临床观察，用大黄治疗白癜风是有一定的效果的。

◎无花果叶

组成：鲜无花果数个，无花果叶100克。

用法：取成熟的鲜无花果，每天空腹吃3个；另取鲜无花果叶水煎，浓缩成30毫升。用棉球蘸擦涂白癜风处，同时晒太阳10～20分钟。

苏联科学家从无花果叶子中分离出一种光敏性物质，能使皮肤在紫外线的作用下产生色素，从而起到治疗白癜风的作用。无花果为桑科植物无花果的果实。其果汁含微量元素铜和抗癌成分。本方曾治疗2例白癜风女性患者，均在1周内收到显著效果。此外，也可取无花果100克，白酒250毫升。将无花果洗净，切细，用白酒浸5天，以此酒涂患处，每日3次，擦此药后晒太阳半个小时。

◎二黄搽剂

组成：硫黄30克，蔗糖25克，食用碱少许。

用法：将硫黄研磨成细面（勿沾铁器），蔗糖研成细末，与食用碱少许。将上述药拌匀，

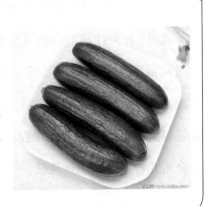

将一条鲜黄瓜瓣下一块（不能用刀切），待黄瓜冒出鲜水珠，立即蘸药向病患处搽，使患处都均匀地蘸上药，然后用纱布包好。每天搽3次。

◎硫黄豆腐

组成：硫黄2克，豆腐250克。

用法：用硫黄研成极细末，掺入豆腐中，临睡前1次吃完。连吃2周。

硫黄，有温阳缓泻、排毒养颜的作用。与豆腐同吃防其上火，豆腐所含蛋白质、氨基酸、维生素有营养皮肤的作用。曾治一中年妇女，颜面及手患白癜风3年多，连续服硫黄豆腐两周后，白癜风全部消失。提醒注意的是，硫黄酸、温，有毒，一般不作内服。处方中内服之硫黄应为天然硫黄矿石，勿用提纯的硫黄。

此外，针灸疗法治白癜风也有一定疗效。一般是在病变部位治疗为主，通过局部刺激促进血液循环，激活免疫系统功能；二是循经取穴，整体调理，如在大椎穴点刺放血每周1次，或在足太阳膀胱经的背俞穴拔罐，也是每天1次，10次1个疗程。临床报道有多例白癜风患者用此法治愈。兹介绍几种局部常用针灸法。

◎艾条灸疗法

组成：蕲艾绒 60 克，五倍子 20 克，全蝎 10 克，当归 20 克，川芎 15 克。

用法：将蕲艾捣成艾绒，再将后 4 味药分别研成粗末，然后将诸药充分拌匀，卷制成若干个中药艾条，治疗时取艾条点燃一端，对准患部灸治，每日 1 次，每次 10～15 分钟，以局部微感灼痛为度。

◎七星针疗法

用 75% 乙醇对白斑区常规消毒后，采取从外向内，以同心圆方式，用七星针轻巧叩刺，以不出血或少出血为度，隔日 1 次。

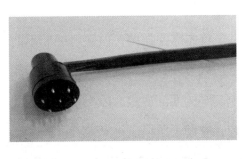

◎梅花针疗法

白斑局部用 75% 乙醇常规皮肤消毒，以梅花针叩刺皮损处，中等叩刺，叩至皮肤渐红或略有出血为度，每日 1 次，15 次为 1 个疗程。

◎刺络拔罐法

白斑局部皮肤用 75% 酒精棉签擦拭，常规消毒后用三棱针在白斑中心点刺，呈梅花状，然后以火罐拔去污血，每周 1～2 次。

温馨提示

坚持治疗莫懈怠，自我调护更重要

首先需要强调，白癜风绝非不治之症。虽然有一定的遗传因素且可以复发，但只要坚持治疗，绝大多数人都会有效果，尤其是影响美观的面部白癜风效果更好。因此，重视自我调护，坚持耐心治疗，有助于尽早康复。

◆ **坚持治疗要耐心** 白癜风虽不是不治之症，但确属一种较顽固的慢性疾病，治疗需要有一个较长的过程，必须持之以恒地坚持治疗，愈后若能巩固一段时期则有助于防止复发。

◆ **心理调养要乐观** 首先，精神要乐观，心情要舒畅，切勿悲观急躁，要解除一切不必要的思想顾虑。《内经》有云："恬淡虚无，真气从之，精神内守，病安从来？"反之，因忧虑、恐惧、悲观等情绪，都会影响神经功能，对本病有害无益。因此，患者要时刻保持乐观的心态，增强治愈疾病的信心，积极配合治疗。

◆ **劳逸结合慎护肤** 避免过度劳累，做到劳逸结合，注意适度的室外锻炼，让皮肤多接受日光浴。进行期慎用刺激性药物，勿损伤皮肤。因为在进行期，白癜风会出现同形反应，任何外伤都有可能变为白斑，所以要特别注意避免机械性摩擦及各种外伤，穿宽松的衣服，尤其腰带不能太紧。

◆ **辅助食疗知宜忌** 宜多吃一些富含酪氨酸和铜、锌、铁等物质的食物，如瘦肉、蛋、各种动物内脏、牛奶、新鲜蔬菜及豆制品等。平时要少吃维生素C药物及富含维生素C类食物，如橘子、山楂、猕猴桃、西红柿、辣椒、香菜、韭菜等，因为维生素C能使

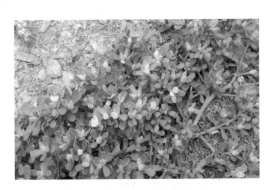

已形成的、多巴醌（DOPA醌）还原成L−3,4−二羟苯丙氨酸（DOPA），从而中断了黑素的生物合成。另一方面，维生素C既会减少肠道吸收铜离子，又能降低血中血清铜氧化酶活性，从而影响酪氨酸酶活性。平时宜多进食坚果、豆类及其制品，如花生、核桃、黑芝麻、黑豆等，对病情康复有好处。据报道，经常食用马齿苋，再配合日光浴，一般3个月亦可获效。

此外，民间的经验偏方认为要适当地多吃一些猪肝，将买回来的新鲜猪肝，放在水里煮，但是不能加任何佐料，也不要放盐，只要能够坚持吃一段时间，对于治疗白癜风有一定的辅助作用，大家不妨试一试。

老年皮肤瘙痒症，止痒妙用首乌藤

症　状　顽固性皮肤瘙痒，痒如钻心，痛苦难忍

老偏方　首乌藤；止痒偏方

皮肤瘙痒是一种常见的临床皮肤疾病，特别是秋天和冬天的时候，皮肤瘙痒症就更是常见。老年性皮肤瘙痒症是人类进入老年状态之后的一种生理变化，其症状主要表现为皮肤没有出现任何的起疹的症状，但就是感觉到瘙痒难耐。

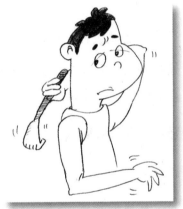

老年性皮肤瘙痒症在中医学称之为"风瘙痒"。隋·巢元方在《诸病源候论》中首载"风瘙痒"这一病名，并提出本病多与风邪有关，故称"风瘙痒"。

"风瘙痒"是指自觉皮肤瘙痒而无原发皮损，但可因搔抓伴发各种继发性皮损的一种皮肤病。病初多限于一处，进而逐渐扩到身体其他部位，如躯干、四肢甚至全身。痒感时轻时重，短者仅数分钟，长者可达数小时，甚至彻夜不宁，痒如钻心，难以遏止，使老年人痛苦难忍，因而民间又形容其为"钻心痒"。若连续强烈地搔抓，可致患处抓痕累累，血迹成片，渗液结痂，日久患处皮肤粗糙肥厚，枯槁甲错，色素沉着。若继发感染，还可引起疖疮、糜烂溃疡等，严重影响老年人的身体健康。

75岁的张老先生来我处诊治时，皮肤瘙痒反复发作已6年之久，入冬为甚，曾行中西药治疗，疗效甚微。半月前泡洗温泉水后，瘙痒加剧。现周身皮肤瘙痒，以背部、四肢为著，阵发性发作，夜间尤甚；皮肤干燥，血痕累累，间有皮肤肥厚及色素沉着；神疲乏力，面色不泽，夜不能寐，口干、便结；舌质淡，苔薄白，脉沉细。既往无糖尿病等病史。拟诊为风瘙痒，证属气虚血瘀。故以补气活血，散风止痒法治之。处方：黄芪50克，首乌藤30克，当归、生地、白蒺藜、地肤子各15克，赤芍、地龙、桃仁、川芎各10克，制首乌18克，蝉蜕10克。水煎服，每日1剂。服药7剂后瘙痒明显减轻，精神好转，夜寐转安。应患者要求，给予简便验方以徐徐图之。具体方法是：内服鸡血藤膏，外用鸡血藤洗剂沐浴、鸡血藤酊剂外涂。张老按后所述诸方施治1个月余，自此皮肤瘙痒症再未发作。随访至今，未复发。

◎**首乌藤膏**

组成：首乌藤350克，鸡血藤300克，冰糖500克。

用法：将首乌藤、鸡血藤水煎3～4次，过滤取汁。微火浓缩药汁，再加冰糖制成稠膏即可。每次20～30克，温开水冲服，可常服。

功效：此膏适用于老年性皮肤瘙痒症，对于血虚风燥，病久不愈者尤为适宜。

注意：老年糖尿病患者忌服。鸡血藤能养血活血，首乌藤安神止痒，冰糖润燥。

◎首乌藤浴方

组成：首乌藤100克，白鲜皮30克。

用法：将药物放入锅中，水煎取汁，倒入浴盆中清洗皮肤，每天1次，每次擦浴20～30分钟，15天为1个疗程。

功能：养血、安神、祛风、通络、止痒。本方不但对于老年皮肤瘙痒有明显的治疗效果，还可以对风湿病起到治疗作用。

◎首乌藤酊

组成：首乌藤、鸡血藤、乌梢蛇各30克。

用法：上药共研粗末，置玻璃瓶中，加入优质白酒适量，浸泡3～5日即成。用时取洁净的纱布蘸取药液涂抹于皮肤上，每日2～3次；或每日洗浴时，加入药液30～50毫升于浴水中洗浴，连用5～10天。

　　首乌藤为双子叶植物药蓼科植物何首乌的藤茎或带叶藤茎，又名首乌藤、何首乌藤。以上3方中均以首乌藤为主药，盖取其养血活血、养心安神、祛风止痒之功。老年性皮肤瘙痒最大的痛苦就是夜寐不宁，难以入睡。而在诸多安神药中，以首乌藤催眠作用最佳。盖阳入阴则寐，首乌藤入心、肝二经血分，功擅引阳入阴故也。此品善于养血，故用于血虚所致的，最为适宜。因其性平和，其他各种原因所致的失眠，亦可作为佐使药用之。唯其用量宜大，少则不效。我在研读国医大师朱良春先生处方时发现，一般用量均应达到30克，重症失眠则用至60克，如此方能得心应手。

首乌藤又有活血、通经、止痒之功。《本草从新》谓其"善行，通血脉"，《本草纲目》谓其主治"风疮疥癣作痒，煎汤洗浴"。从中医角度分析，导致老年性皮肤瘙痒症的因素大致有两个：一是年高精亏血虚，血虚则生风，风起则有瘙痒之感；二是阴虚，水液不能滋养皮肤，进而形成瘙痒。首乌藤有养血活血之功，诚为首选之

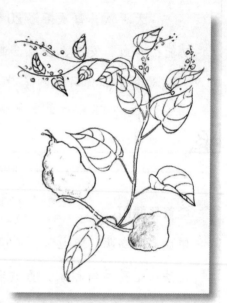

佳品。因此，治疗老年皮肤瘙痒，就是要养血滋阴。我们在临床上观察到，沐浴时用首乌藤100～200克煎汤擦身，其效尤佳。如果觉得单独外洗效果不明显，我们还可以根据同样的思路来配制内服方：首乌藤60克，熟地黄和当归各20克，将3种药物一同水煎取汁，用药汁兑入热水与粳米煮粥服用。熟地黄滋阴，当归养血活血，也能起到标本兼治之效。

对于老年性皮肤瘙痒症，选择下列外治疗法，往往能获得较好的疗效。

◎苦参醋液

组成：苦参150克，白醋500毫升。

用法：将苦参放在一个大玻璃瓶中，倒入1瓶白醋，盖好盖子密封，并每天摇晃一下玻璃瓶，让苦参与白醋均匀地浸泡。浸泡5天后，每天洗澡时加入适量（30～50毫升）的苦参醋液在洗澡水中；或者是将药液涂抹在瘙痒的部位，每天涂抹2～3次，坚持使用1个星期，瘙痒的症状能够得到有效缓解。

◎醋甘油液

将白醋与甘油按3∶7～2∶8的比例配制混合液，每天1次，或每周2～3次，浴后立即涂抹皮肤。醋里含有酸性物质和醛类化合物能使毛细血管扩张，对皮肤有柔和作用，甘油能软化皮肤并保持水分。对皮肤干燥引起的瘙痒，尤其是对老年性皮肤瘙痒有较好的缓解作用。

◎二藤煎药浴方

组成：首乌藤、鸡血藤、乌梢蛇各20克。

用法：上药加入优质白酒500毫升，浸泡1周即成。每日洗浴时，
　　　加入药液30～50毫升于浴水中洗浴，连用5～7天。

◎**荆防六味煎药浴方**

组成：荆芥、防风、苦参、丝瓜络、蛇床子、当归各30克。

用法：水煎取汁，放入浴盆中洗浴，每次10～20分钟，每日2～3
　　　次，每日1剂，连续5～7天。

◎**足浴偏方**

①苦参、白鲜皮、蛇床子、蝉蜕、红紫草、防风各10克，水煎取汁，放入浴盆中，待温时足浴，每日2次，每次10～30分钟，每日1剂，连用5～7天。

②车前子、蛇床子、大风子各30克，防风、白矾、荆芥各10克。将上述药物一同放入锅中，加入足量清水，煎沸20分钟后，过滤药渣，将

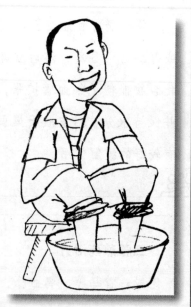

药液倒入浴盆中，先擦洗患处，再浸浴双足30分钟，每日1～2次。

◎花草栀黄散脐疗方

组成：红花、紫草、山栀、大
黄各等量。

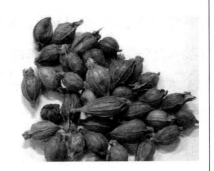

用法：上药共研为细末，加冰
片适量，混合均匀，装
瓶备用。每次取药末少

许，加凡士林调成糊状，外敷于肚脐孔处，敷料包扎，

胶布固定，每日换药1次，连用1～2周。

◎蒺藜首乌散敷足方

组成：刺蒺藜、何首乌各等量。

用法：上药研为细末，装瓶备用。

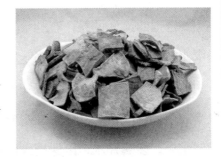

每晚洗浴后，取药末适
量，加米醋少许调为稀
糊状，外敷于双足心涌

泉穴，敷料包扎，胶布固定，每晚贴敷，次晨取下，连

用7～10天。

老年性皮肤瘙痒症患者要注重自我保健。冬季洗澡不宜过勤，洗澡时不宜用碱性肥皂，尽量选用弱酸性或中性沐浴露，以减少异常刺激。浴后擦干身体后，全身涂上润肤露，使皮肤保持滋润。平时饮食清淡，不要贪食辛辣，也不要多吃羊肉、海鲜等热性食物。如有瘙痒症状发生，尽量不要用手抓挠或用热水烫洗，这种图一时之快的做法只会加重皮肤炎症的病情。应在医生指导下，在皮肤上涂抹温和滋养剂，并且适当吃些抗过敏药。

温馨提示

饮食调养助康复

合理的饮食调养，有利于防治老年性皮肤瘙痒症。患者除了多喝水外，平时饮食清淡，多吃些富含植物油脂的食物，如芝麻、花生、核桃和黄豆等，可使皮肤滋润；百合、莲子、木耳等食物都富含胶质，可以帮助身体留住水分，皮肤干的人更应多吃；多吃些新鲜水果，多喝开水，以保持大便通畅。

不要贪食辛辣，也不要多吃羊肉、海鲜等热性食物。这类食物会让体内的燥火"越烧越旺"，最好"敬而远之"。特别是要避免食用辛辣和香料等刺激性食品，节制烟酒、浓茶和咖啡类饮料，因它们对人体和皮肤是一种刺激，会引起血液中许多化学介质如组胺、5-羟色胺、缓激肽和神经肽等神经传导介质增多，极易刺激皮肤、诱发和加重瘙痒症状。

除了饮食有节外，还可以服用一些具有养血、滋阴、祛风作用的食疗方，以利促进康复。方如：

◆ **泥鳅煲大枣**

组成：泥鳅30～50克，大枣 20克，食盐少许。

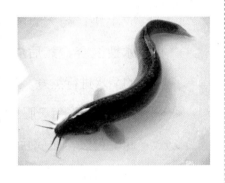

用法：置武火上烧沸，再用 文火煮25分钟，加入 盐、味精即成。每天1 剂，连服10剂。

功效：泥鳅味甘，性平，入脾、肝、肾三经，能补中益气，强 精补血，与补益心脾的大枣相配伍，可共奏养血润燥、 息风止痒之功效。

◆ **大枣雪梨膏**

组成：大枣(或金丝枣)10枚，雪梨膏20克。

用法：将大枣（去核）先泡半小时，入砂锅内加水煮至枣烂 后，加入雪梨膏调匀后服用。每日服用1次，15日为1个 疗程。

功效：方中雪梨膏清肺热，润肺燥，"肺主皮毛"，故有润养 肌肤之功。配以大枣则可健脾益气，润肺护肤。适用于 冬季皮肤干燥脱屑，老年皮肤瘙痒。

◆ **大枣绿豆猪皮羹**

组成：大枣10个，绿豆100克，猪
皮30克，冰糖20克。

用法：将准备好的猪皮洗净、切
成小块；与大枣、绿豆和
冰糖混合，然后加入适量
的清水进行熬煮。等到猪皮烂熟、绿豆开花之后就可以
起锅食用。每天服1次。

功效：此羹可以养血润肤，清热祛风。服用1周后可有效缓解
皮肤瘙痒。

若想消除老年斑，厨中自有好偏方

症　状　面部、手背皮肤上显出现褐黑色斑点，随年龄增
　　　　　长而增多
老偏方　生姜蜂蜜饮；洋葱＋大蒜

　　人进入老年期后，有些老年人的脸上、手背上长了许多褐斑，人们在日常中都将其称为"老年斑"。

　　那么，老年斑是怎么形成的呢？一般认为，人到中年以后，体内的许多生理活动就开始走"下坡路"了，血液循环功能下降，新陈代谢减慢，细胞和组织逐渐退化和衰老，加之一些抗氧化的维生素长期供应不足，因此，当摄入过多的油脂（不饱和脂肪酸）后，在老年人体内就容易形成过氧化物。在铁、铜离子的催化下它们可转变成脂褐素（亦称衰老色素），沉着在皮肤或脏器表面。老年斑的形成是人体内的"自由基"作用于皮肤的结果。

　　老年斑的形成不仅影响容颜，而且提示身体趋向衰老，加大了老年人心理承受衰老的压力。谁不想容颜不老而又能延缓衰老呢？其实，在我们的身边自家的厨房里就藏着驻颜延寿的"不老仙丹"！譬如生姜、蜂蜜、大蒜、洋葱皆有助于清除自由基，只要你会用会吃，就能"吃"掉老年斑。

一天，李丽帮老妈按摩，发现她的腿上出现了一些老年斑。再仔细研究，原来她的脸上星星点点的也有几个。谁知道小丽的老妈特淡定地说："不怕，我有办法。"然后再平静地把她的方法告诉小丽。过后一段时间，看着老妈的斑渐渐褪去，小丽觉得挺不错的，当小丽将这个小偏方分享给周围的老人试用后，效果还真的挺神奇的呢。其实这个小偏方也就是外贴大蒜片法。

◎**贴蒜祛斑法**

组成：蒜瓣若干。

用法：把大蒜切成薄片，贴在老年斑处，反复摩擦，要忍耐着
　　　直到皮肤充血发红为止，每天可使用 3～5 次。

功效：有效减少老年斑。

当然，巧用食材祛斑不仅限于大蒜，小丽的老妈偶尔还会用生姜片泡水，然后加蜂蜜去饮用。这是老人的一个兴趣，但小丽觉得，生姜也是一种抑制黑色素的食物，可以作为大蒜抑制老年斑的相辅相成的食物。

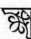

◎**生姜蜂蜜饮**

组成：鲜姜片 10 克，蜂蜜 10～15 克。

用法：将姜片放入水杯内，用 200～300 毫升开水浸泡 5～10
　　　分钟，再加入蜂蜜调匀，当茶饮用，每日 1 剂。连续服
　　　用 30 日为 1 个疗程。同时，把维生素 E、维生素 A 胶
　　　丸刺破，涂抹在面部及手臂长斑处，每天 3 次，一般持
　　　续服用 2 个月，老年斑可基本退净；或每天服用维生素
　　　C 600 毫克和维生素 E 100 毫克，长期服用可不再长斑。

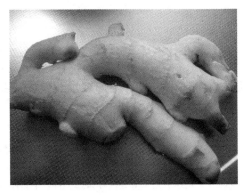

　　民间流传有"冬吃萝卜夏吃姜，不劳医生开药方"的谚语，这是对生姜防病治病之功的形象概括。民谚谓："早吃三片姜，赛过喝参汤。"而古人亦有"十月生姜小人参"之说。把生姜与具有补益强壮作用的人参相提并论，表明生姜在祛病保健方面别有殊功。

　　生姜自古就被养生家视为保健良药。早在 2000 多年前，孔子就知道食姜大有裨益。他在《论语·乡党》中有"不撤姜食、不多食"之说，意思是说，孔子一年四季饮食不离姜，但不多食。他有每次饭后嚼服姜数片的饮食习惯。为什么孔子如此重视食姜呢？南宋朱熹在《论语集注》中说："姜能通神明，去秽恶，故不撤。"可见，孔子食姜主要为了养生。在"人生七十古来稀"的春秋时代，孔子寿享 73 岁，可算是高寿之人了，这与其一生食姜不无关系。毛泽东在谈到养生之道时，曾这样评说孔子

为何食姜："姜性温，孔老夫子有胃寒，用姜去暖寒胃，老百姓不是喝姜糖水嘛，去寒发汗治感冒。"

这里不妨说一个以生姜为主药的"驻颜不老方"的故事给大家听听。北宋大文豪、美食家苏东坡在杭州做官时，有一天独自一人便服游览西湖，他漫步在苏堤上，见百姓扶老携幼，来来往往，熙熙攘攘，心里十分高兴。只听百姓们交口称赞："苏大人为官钱塘（即杭州），造福西湖，利在千秋。只可惜像他这样的好官太少了！"他感到惭愧，觉得人生短暂，能做的事太少了。猛然想起不远处的净慈寺有位寿高体健的和尚值得拜访。放眼望去，那净慈寺掩映在"接天莲叶无穷碧，映日荷花别样红"的湖光山色之中。

方丈将苏东坡迎进禅堂，小和尚端来西湖龙井茶。苏东坡一边喝茶，一边问方丈："听说你这里有位寿高身健的高僧，可得一见否？"方丈命小和尚叫来。只见那位高僧步履矫健，胸挺腰直，面色红润光洁，不见半点寿斑，目光炯炯有神，看上去不过四十来岁。方丈介绍说："这就是人称'聪药王'的本寺制药僧，前来拜见苏大人。"苏东坡忙起身让座，双手合十虔诚地问道："久闻高僧身健寿高，今得一见，果然名不虚传。请问贵庚几何，何以如此不老？""聪药王"顿首回曰："贫僧今年八十有五，四十岁时身体肥胖，臃肿不堪，步履艰难。后得一方做成乳饼，连吃四十余载，所以不老。"苏东坡问此方可得闻乎？乳饼如何制作？"聪药王"道："苏大人造福民众，贫僧要将此方献给大人。此方只一味生姜，把姜捣烂，绞取姜汁，盛入瓷盆中，静置澄清，除去上层黄清液，取下层白而浓者，阴干，刮取其粉，名为'姜乳'。一斤老姜约可得一两多姜乳，用此姜乳与3倍面粉拌和，做成饼蒸熟即成。每日空腹吃一二饼。我连吃两年就身轻体健了。后来遁入山门，我也日吃不断。看来姜乳饼将伴我终生。"

苏东坡拜谢了聪药王回到府上，心想姜乳饼制作较烦琐，加之他自幼生长在四川眉山，吃惯米饭，不喜面食。于是他在公务之余又遍访民间，终于搜集到以生姜为主药的"驻颜不老方"。他很欣赏此方，曾做诗道：

一斤生姜半斤枣，二两白盐三两草，

丁香沉香各半两，四两茴香一处捣。

煎也好，泡也好，修合此药胜如宝。

每日清晨饮一杯，一生容颜都不老。

"驻颜不老方"曾被收载于《苏沈良方》中，后来许多养生医籍均有转录，足见生姜对于抗衰益寿、美容祛斑的巨大功效。现将此方现代简便用法的两则偏方列于下。

◎驻颜不老方

①鲜生姜30克，大枣15克，精盐2克，甘草6克，丁香1克，沉香1克，小茴香12克。每日晨起后取上药，共捣如泥，冲入开水，待温热时空腹饮用。

②干生姜500克，大枣250克，盐60克，甘草150克，丁香25克，沉香25克，茴香120克。将诸药分别研成粗末，拌和均匀，贮瓶备用。每次15～25克，清晨煎服或泡水代茶，每日数次饮用。

以上两则茶方都以生姜为主药，具有补脾、养血、健胃、安神、解郁、消斑之功效，久服令人容颜白嫩，皮肤细滑，皱纹减少，让你轻松告别老年斑。

生姜能防氧化、抗衰老。众所周知，机体在新陈代谢过程中，会产生有害物质氧自由基，它会引起细胞破坏性连锁反应，导致机体衰老。而生姜中的姜辣素被人体吸收后，能产生一种抗氧化酶，它有很强的对付氧自由基的本领，比维生素 E 还要强得多。美国医学家发现，生姜含有一种与水杨酸相似的特殊物质，提取这种物质，经稀释作为血液稀释剂，对降血脂、降血压、防止血栓形成及心肌梗死有特殊疗效。英国学者发现生姜可降低血中胆固醇含量，维护血管弹性，防止动脉血管硬化。所以，常吃生姜不仅能明显地消除"老年斑"，而且还有显著的抗衰老作用。

在日常饮食中，还可把姜与蒜凉拌佐餐。姜丝和大蒜合用，美容和消除老年斑作用更好。方法也很简单：将大蒜剥去皮后切成片，置于小盘碟中几分钟，使蒜氨酸和蒜酶在空气中充分氧化结合，产生蒜素。再将生姜洗净切成丝，放入少许盐拌匀，稍微腌一下。然后将姜丝与蒜片两者拌合在一起，淋上几滴麻油即可食用。这种吃法对美容祛斑的确是不错的选择。

常吃洋葱也助于防治老年斑。洋葱中含有较多半胱氨酸，也具有推迟细胞衰老，延年益寿的作用。洋葱里面还含有硫质和我们人体必需的一些维生素，同时还能清除我们身体内的一些不干净的废物，从而能让皮肤保

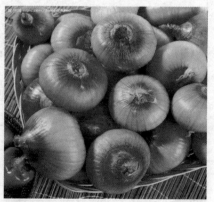

持洁净，同时可以使体内器官氧化衰老速度减慢，延缓皮肤老化。因此，我们提倡老年人最好每周吃 2～3 次洋葱。

洋葱炒食或生吃，生吃效果最好，适量加点醋，效果还会增强。下面介绍具体做法。

◎**醋泡洋葱**

组成：新鲜洋葱 1 个。

用法：洋葱切丝，浸泡在凉开水里 20 分钟，沥干水后，把洋葱丝放入盘内，倒入米醋，陈醋、水果醋均可，至完全没过洋葱丝，搅拌，食用即可。

功效：洋葱对去除老年斑也有良好效果。

老人应注重多吃含维生素 E 丰富的食物，维生素 E 在体内能阻止不饱和脂肪酸生成脂褐质色素，可明显减缓动脉硬化斑和老年斑的发展。含维生素 E 丰富的食物有植物油、芝麻、核桃仁、瘦肉、乳类、蛋类、花生米、莴苣、豆类等。譬如植物油中的香油是不饱和脂肪酸，在体内容易被分解、利用和排出，能促进胆固醇代谢，消除动脉壁上的沉积物，从而可消除老年斑。

此外，多食含维生素 C 和 B 族维生素的食物也大有裨益。富含维生素 C 的食物有辣椒、番茄、菜花、酸枣、山楂、红薯、芋头等。维生素 B_1、维生素 B_2 等具有使皮肤光滑，展平褶皱，消隐斑点，减退色素的功效，经常进食对防治老人斑有明显效果。B族维生素含量丰富的食物有谷类、豆类、动物内脏、肉类、蛋类、酵母以及绿色蔬菜等。绿色蔬菜中的茄子含有丰富的维生素A、维生素B_1、维生素C、维生素D、蛋白质和钙，这些物质能使人体血管变得柔软，有使皮肤柔腻、光滑、润泽，皮肤皱纹舒展，减褪色素，消除斑点的功效。茄子还能清虚热、散瘀血，多吃些茄子，可降低血管栓塞的概率，减少脂褐质的沉积，老年斑会明显减少。

老年斑，不用愁，美味佳肴厨中用。介绍下面几则美食祛斑食疗方供大家共享。

◎蒜泥拌茄子

组成：茄子250克，大蒜100克，酱油10毫升，盐3克，醋5毫升，香油5毫升。

用法：将茄子去皮，用手撕碎后入笼蒸烂，置盘中；大蒜去皮洗净捣成蒜泥备用；将大蒜泥加酱油、盐、味精、醋、香油调匀成蒜泥五味汁。待茄子蒸熟烂后，与蒜泥五味汁一起拌匀，装盘上桌即成。

此款菜肴茄子软烂，口味香辣酸咸鲜，蒜味浓烈，诱人食欲。现代医学认为，老年人因血管逐渐老化与硬化，皮肤上会出现"寿斑"（老年斑），而秋季多吃茄子，老年斑会明显减少。茄子含有丰富的维生素A、维生素B_1、维生素C、维生素D及蛋白质和钙，可使人体血管变得柔软。

紫茄子富含维生素 P，可改善毛细血管脆性，防止小血管出血，对高血压、动脉硬化、咯血、紫癜等均有一定防治作用。

◎**黄滑松茸**

组成：黄滑松茸（干品）20～30 克。

用法：松茸冷水泡 2 小时，洗净。锅加底油炝锅，倒入黄滑松茸炖煮半小时以上，加调味料。吃黄滑松茸喝汤。

黄滑松茸具有提高 SOD 活性，加速自由基清除，延缓组织器官衰老，促进新陈代谢，提高人体免疫力等多种功效。黄滑松茸还具有补肾强身，恢复精力，益胃补气，强心补血，健脑益智，理气化痰作用。

◎**醋泡鸡蛋**

制法：鸡蛋若干。

用法：用醋泡鸡蛋 15 天，一次多泡一些。每晚煮 2 个吃，连吃 1 个月，斑退净，之后每周吃 1 次，不再长斑。

◎银耳鹌鹑蛋

组成：水发银耳 50 克，煮熟鹌鹑蛋 3 个。

用法：上物加少量黄酒、味精、盐，慢火炖烂。每天食用 1 次。

◎黄瓜粥

组成：大米 100 克，鲜嫩黄瓜 300 克，精盐 2 克，生姜 10 克，大米适量。

用法：将黄瓜洗净，去皮去心切成薄片。大米淘洗干净，生姜洗净拍碎。锅内加入水约 1000 毫升，置火上，下大米、生姜，武火烧开后，改用文火慢慢煮至米烂时间下入黄瓜片，入精盐调味即可。

现代科学研究证明，黄瓜含有丰富的钾盐和一定数量的胡萝卜素、维生素 C、维生素 B_1、维生素 B_2、糖类、蛋白质，以及、磷、铁等营养成分。经常食用黄瓜粥，能消除雀斑、美白皮肤。

此外，胡萝卜汁也有很好美容祛斑功效。用法：取新鲜胡萝卜若干，将胡萝卜研碎榨汁，每次取汁 10～30 毫升，每日早晚洗完脸后以鲜汁拍脸，待干后用涂有植物油的手轻拍面部。每日喝 1 杯胡萝卜汁也有祛斑的作用，因为胡萝卜含有丰富的维生素 A 原。维生素 A 原在体内可转化为维生素 A。维生素 A 具有滑润、强健皮肤的作用，并可防治皮肤粗糙及雀斑。

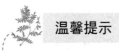

注重在日常生活中防治老年斑

老年斑越来越引起医学家们的关注，希望控制它的产生，使人类的寿命延长。其实，欲求防治老年斑，只在日常生活间。

◆ **少晒太阳多运动** 避免长时间日光暴晒和异常刺激，还可采用防晒霜防晒，减少对脸部皮肤的刺激，如果出现了丘疹，千万不要用手随便抓挠，那样就更会加剧老年斑的生长。适当参加体育活动，体育锻炼可以作为防止这种老年色素沉积在血管上，阻止血管变性的重要措施之一。

◆ **饮食调养有裨益** 要注意调整饮食中的脂肪含量，使脂肪的摄入量占人体总热量的25%～50%较为适宜。要经常吃水果，多食用新鲜的蔬菜，还可食用动物肝脏，这样坚持下去对老年斑的预防定有成效。

◆ **科学用药助消斑** 有许多中西药对老年斑的预防和治疗较有成效。如西药中维生素类、硒化合物、谷胱甘肽和2-硫基乙胺等。其中维生素C、E为首选药物，它们具有较强的抗氧化性；可保护细胞，延缓细胞衰老；有抑制脂褐素的形成，使皮肤色素减轻的作用。其次是维生素A、维生素B_1、维生素B_2，它们具有使皮肤柔腻、光滑、润泽，皮肤皱纹舒展，减退色素，消除斑点的功效。

中药预防和治疗老年斑主要是选用一些抗衰老的中药，如人参、黄芪、灵芝、银耳、山楂等，长期服用，对抑制和消除老年斑都有一定效果。

◆ **面肌训练有妙用**　美国专家调查，演员和歌唱家面部老年斑的发生，比普通人要推迟8～10年。这应归功于他们有更多的面部肌肉运动，因此，人们只要每天咀嚼口香糖10～15分钟，或在进餐时细嚼慢咽，以加强面肌训练，也可以改善面部血液循环和皮肤代谢，推迟老年斑的发生。

此外，采用经验方法，每日3次拍打手背，拍打到发红发热，再摩擦100次，两三个月可使老年斑自行消失。平时经常按摩面部、手背和上肢皮肤，可以改善局部皮肤的血液循环，对于预防和推迟老年斑的形成很有好处。

老年疣令人愁，大黄"通补"除烦忧

症　状　面部、背部及手背皮肤显黄褐色或茶色斑片，或
　　　　　病变隆起呈疣状
老偏方　大黄：推疣消斑散；通补丸

爱美之心人皆有之，就算老年人也有追求美的权利，而很多老年人在为老年斑更为那斑上长出赘疣苦恼，不知该如何赶走这讨人厌恶的老年疣。因此，临床上就遇到不少因发现老年斑上长出新生肿物而前来就诊的老年男女，这其中绝大多数是伴发基底细胞乳头状瘤。

基底细胞乳头状瘤，在医学上被称为脂溢性角化病（SK），又称为老年疣、老年斑，是一种因角质形成细胞增生所致的表皮良性增生。老年疣在老年人中的发病率相当高，60岁以上的患病率高达80%，80岁以上几乎可达100%。不过，老年疣尽管发病率很高，且很少有自愈的情况，但值得庆幸的是，它也很少发生恶变。

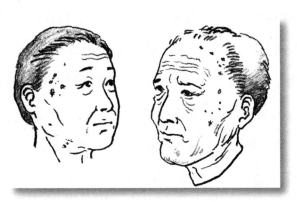

老年疣与老年斑常常是并存的。这种老年疣可发生于体表任何部位，但好发生于脂溢部位，如头面，尤其是颞部、颈部、胸部、背部，也可见于四肢或其他部位，但不累及掌跖，单发或多发。早期为淡褐色斑疹或扁平丘疹，表面光滑或略呈乳头瘤状，随年龄而增大，数目增多，直径1毫米～1厘米，或数厘米，境界清楚，表面呈乳头瘤样，表面有油腻性痂，痂容易刮除。有些损害色素沉着可非常显著，呈深棕色或黑色，陈旧性损害的颜色变异很大，可呈正常皮色、淡褐色、暗褐色或黑色。本病可以单发，但通常多发，一般无自觉症状，偶有痒感。以往曾认为本病是一种迟发上皮痣、良性上皮性肿瘤、老年皮肤变化或感染性皮肤病。

56岁的章女士，近来左面部长出一块大小如1元硬币的淡褐色斑，色斑上还隆起了一个肿物，且越长越大。不仅如此，在胸背皮肤、手背上也长出了不少同样隆起于皮肤的色斑，只不过比面部的稍小一点而已。章女士为此忧心忡忡，内心很怕是皮肤恶性病变，遂来我处就诊。我通过仔细诊察后告诉她：这是基底细胞乳头状瘤，不过可以放心是属良性皮肤肿瘤，也就是通常所说的"老年疣"。

我根据多年来对这种皮肤病治疗的经验，随即给她开了几剂消疣祛斑汤。处方：制大黄15克，丹参15克，党参12克，当归10克，枸杞子10克，生地黄9克，牡丹皮9克，郁金9克，何首乌10克，甘草5克。嘱其按常规方法煎服，每日1剂，早晚服，15剂为1个疗程。

章女士服了半个月中药汤剂后，皮肤疣状物及色斑消散了许多，但就是嫌每日煎药太麻烦，因而想让我为她介绍一个简便的偏方，方便自己长期服用。鉴于章女士平时血脂偏高，形体稍显肥胖，而且伴有便秘，因此，我给她开了推荐了一个的偏方，药物也就是一味生大黄——取其"推陈致新"之功，故名之曰"推疣消斑散"。

◎推疣消斑散

组成：生大黄 50 克，粳米 500 克。

用法：将大黄研成极细粉末，拣去粗纤维；另将粳米炒至色黄
　　　有焦香味，研磨成细粉（糊米粉）。再将大黄、粳米
　　　粉分别装瓶备用。每次取大黄粉 1.5～2.0 克，糊米粉
　　　15～20 克。先服大黄粉，继服糊米粉。温开水送下，
　　　每日 1～2 次。连服 30 日为 1 个疗程。

章女士如法服用 3 个月后，面
部、胸背及手背处的疣状物基本消
失，黑褐色的老年斑也浅淡了许多。
在这则偏方中，大黄性味苦寒，是
众所周知的泻下通便良药，清泄热
毒妙品，且有很好的化瘀消斑作用。
《神农本草经》说它能"荡涤肠胃，

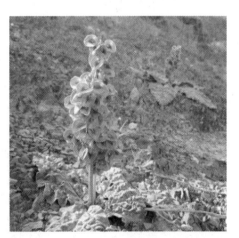

推陈致新，通利水谷，调中化食，安和五脏"。国医大师朱良春先生认为，
大黄确有推陈致新，延缓衰老，降低胆固醇、甘油三酯、遏制脂褐质在
体内形成与聚集，逆转和消除老年斑的作用。粳米是大米的一种，性平、
味甘，归脾、胃经，具有补中益气，平和五脏，止烦渴，止泄，壮筋骨，

通血脉，益精强志，有"世间第一补"之美称。粳米的糙米比精白米更有营养，它能降低胆固醇，减少心脏病发作和中风的概率。粳米与大黄相配伍，可缓和大黄的峻猛之性，合奏"通""补"兼施之功。

大黄能"推"掉老年疣、防治老年斑，甚至还是抗衰益寿良药。

大黄能抗衰益寿，并非虚妄之说，而是有据可考、有验可证的。俗话说"人参杀人无过，大黄救人无功"。大黄性味苦寒，世俗只知道大黄是泻药，吃了会"拉肚子"，却不知所谓的"拉肚子"正是大黄的"推陈致新"调畅人体气机之功——大关通而百关皆通，一窍通而诸窍皆通。

大黄为清热通下之品，具有通腑降浊，增进食欲，调理气血，畅达气机的作用。而现代医学研究亦证明，大黄不仅能抗菌、抗病毒、抗肿瘤、降低血脂、抑制自由基活性而阻止脂褐质在体内形成与聚集，还有增强免疫力、利胆、减肥等作用。中老年人如能经常适量服用大黄，就可使体内轻微积滞毒素及时得以铲除干净，从而达到防治老年病，强身健体，抗衰延年的目的。这也充分证明了中医"以通为补"是很有科学道理的。

这里有一则真实的故事很耐人寻味。中华人民共和国成立前，上海"三友实业社"的老板，为了制造一种不同凡响的补药，曾邀请上海中医药界知名人士，求其各献一方，众医所献多为参、茸、

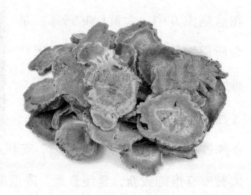

芪、术之品，唯有一方，另辟蹊径，与众不同，只用生大黄一味。老板十分惊奇，听了献方者一番解释，老板大喜，定名"三友补丸"，投入市

场后十分畅销。无独有偶，江西有一名医，也以出售单味大黄制成的"通补丸"而大获其利。民间曾有一位走方郎中，以卖"大补糕"而出名，此方秘而不传，一次酒后吐出了真言，其主要成分是焦三仙（即焦神曲、焦麦芽、焦谷芽）和小剂量的大黄。

◎通补丸

组成：大黄80克，枳实9克，厚朴6克，藿香5克。方中大黄占80%，厚朴、枳实、藿香共占20%。

用法：将上药共研为极细末，炼蜜为丸如梧子大，贮瓶备用。每次2～3克，每日2次。

功效：清肠排毒，调中利气。适用于中老年人失眠、便秘、头痛、高血压、高血脂等，对预防和消除老年斑和老年疣均有神益。

大黄"推陈致新"，通利水谷，调中化食，"安和五脏"，实乃通中寓补，"如坚壁清野而毒无由生，真谓之却病延年之良药也"。所以说，大黄是"古今第一补药"。不难看出，只要使用合理，大黄确是一味延年益寿的良药，至于如何服用大黄，关键在于巧制。这里介绍两则巧制大黄除疣消斑之妙法：

◎**大黄保健茶**

组成：生大黄100克。

用法：取生大黄切成小块，黄酒拌匀，放蒸笼内或置罐内密封，坐入水锅内，蒸透后取出晒干，如此反复蒸制2～3次，则泻下之力更缓。每日取1～3克，用沸水冲泡，当茶饮。亦可视各自身体状况，先行小剂量（1.0～1.5克）试服，而后逐渐确定最佳用量。

功效：适用于肥胖、"三高"人群伴大便干燥，皮肤老年斑疣明显，舌有瘀斑、瘀点等血瘀之象者。

注意：体虚及发热人群不宜服。

◎**自制大黄胶囊**

组成：生大黄100克。

用法：取干燥的生大黄研成粉，拣去粗纤维后再研成极细粉末，装入空心胶囊，贮瓶备用。每次2粒，每日1～2次，温开水送服。

功效：功能降脂通脉，逐瘀消斑。据国医大师朱良春先生介绍，一般服药1个月后，胆固醇、三酰甘油均有明显下降；持续服用，老年斑、老年疣等可逐渐消退，精神振爽，思维敏捷，步履轻健，大有延缓衰老之功。但体秉脾虚者，可减小剂量。

据报载，山东阳谷县有一位老中医每日坚持服用大黄制剂，到了75岁还耳不聋，眼不花，齿未脱，面无老斑，健壮如常。有一位姓段的牧驼人，他18岁在野外牧驼，初起易上火，食欲不佳，经常头痛头晕，后根据老牧驼人经验，常饮大黄水，以上症状很快消除。至94岁时，耳不聋，眼不花，齿牙完坚，面若童子并无半点暗斑赘疣，他说这是饮大黄水之功。由此可见，大黄确有去斑抗衰，益寿延年之功。

大黄也可研成粉直接吞服，每次1.0～1.5克，每日1～2次。据介绍，老中医王焕之的岳母倪姚老夫人，长年服用成药大黄苏打片，每日2次，每次3片，持续不断地服用了五十多年，年过九旬时，依然是耳聪目明，鹤发童颜，少有色斑，从不生病。查大黄苏打片，每片含大黄粉和碳酸氢钠各0.15克，适量长期服食，无任何毒副作用，同样收到"三友补丸"或"清宁丸""通补丸""大补糕"之类的健康延年效果。

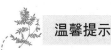 **温馨提示**

老年疣并非小菜一碟

老年疣不具有传染性，一经出现不会自然消失，一般无恶变倾向。但是，老年疣并非小菜一碟，也并不只是美容问题，更不是冷冻、激光就能彻底解决的问题。这里需要提醒老年朋友注意的是，出现老年疣应找医生诊疗，要注意与相关皮肤病加以鉴别，对确属老年斑疣的人才可以用靠得住的偏方治疗。

首先要注意的是，如果老年疣短期内数目迅速增多，范围扩大，甚至出现瘙痒，就要警惕是否合并内脏恶性肿瘤如腺癌、白血病。应及时去医院检查，积极寻找肿瘤病灶。此时，伴有恶性肿瘤的老年疣被称作列斯特拉症。

再者，在临床上有些老年斑疣外表有时颇似日光性角化病、色素痣、基底细胞癌、鳞癌、恶性黑素瘤。日光性角化病是皮肤受日光长期暴晒而引起的一种癌前期病变，若病情发展或治疗不当可转变为鳞癌。色素痣为黑素细胞系统的良性肿瘤，其中的交界痣、混合痣若治疗不当，有可能转变为恶性黑素瘤。有时，仅凭肉眼和经验判断为老年斑，简单地进行冷冻、激光等治疗，不仅贻误病情，而且可能导致良性肿瘤、癌前期病变的恶变，甚至恶性肿瘤的转移。

总之，老年斑恶变的可能性很小，所以老年朋友一般不必担心。但也不可粗心大意，若出现以下改变，需做活检以明确诊断，以免恶变和误诊。

①在短时间内出现大量老年斑类皮疹，且迅速增多、增大。

②色素突然变深，伴有搔痒、疼痛。

③表面粗糙变硬，角化明显，剥脱后有小出血点。

④表面溃烂出血或伴有明显瘙痒。

⑤周围出现毛细血管扩张和红润，炎性红晕，基部扩大。

⑥局部淋巴结肿大。

老年斑预后良好，平时又没有任何使人不舒服的感觉(外伤后引起继发感染除外)，一般不必治疗。如果需要治疗，建议用中药内服外治。但是，也应该注意不要用手去搔抓或用针挑拨，更不能任意搽抹具有腐蚀或刺激性的药物。

烧伤烫伤莫惊慌，石膏石灰外用良

症　状　烧（烫）伤，皮肤红斑、水疱、溃烂，灼热剧痛
老偏方　石膏冰片糊剂；石灰香油乳剂

烧（烫）伤，除日常所见的水、火烫伤外，又有化学烧伤、放射性烧伤、电击烧伤。烧伤后的最基本措施是消除热源致伤和急救处理。

如果烧（烫）伤面积不大，又不是在寒冷的季节，采用冷水持续冲洗或浸泡烧（烫）伤部位，水温以 15 ～ 20℃为宜，减少创面污染。不要用有色的红汞、甲紫等药物涂烧伤创面，以免影响对烧伤深度的观察和判断，也不要将牙膏、油膏等油性物质涂于烧（烫）伤创面，以减少创面污染的机会，避免增加就医时处理的困难。若出现水疱应保留，不要将疱皮撕去，同时用干净的毛巾、被单等包敷，免得去医院途中被污染。烧伤主要以局部治疗为主，中医治疗以清热解毒、敛疮生肌为原则。

中医认为，水、火、油烧烫伤属火热之邪外袭肌肤为患，根据"热者寒之"的原则，当以寒凉清热法治疗。其中以石膏为主的外治偏方就有很好的疗效。这里先介绍 3 则以石膏为主治疗烧烫伤的偏方。

◎石膏冰片糊剂

组成：石膏、冰片各等份。

用法：将上药共研成极细粉末，贮瓶备用。烧烫伤时，根据创伤面积取适量药粉，用凉开水调制成糊状，涂敷患处，厚0.5～0.8厘米，外以纱布覆盖，胶布固定。3日换药1次。

有一2岁女性幼儿，因独自玩耍时母亲疏于防范，孩子不慎将右手伸入炸油条的热油中烫伤，就诊时患儿整个右手掌出现水疱，手背及腕部皮肤剥脱。随即用消毒后的剪刀剪除手掌水疱。速用石膏15克，冰片15克研面，凉开水调糊状敷伤处，大约5分钟后，患儿停止哭叫。第3天换药，伤处已结痂，相继治疗2周后脱痂痊愈。随访1年患者伤处未出现瘢痕挛缩，手指及手腕活动自如。

◎石膏冰片儿茶糊剂

组成：石膏、冰片、儿茶各等份。

用法：将上药共研成极细粉末，贮瓶备用。治疗烧烫伤时，根据创伤面积取适量药粉，用凉开水调制成糊状，局部常规消毒清创后，将药糊涂敷患处，厚0.6～1.0厘米，外以纱布覆盖，胶布固定。每3日换药1次。

功效：此方适用于烧烫伤后继发感染，皮肤溃烂、流脓者。

曾治一位中年男性工人，因在工厂干活时不慎发生意外，将双脚烧伤。当时到某医院烧伤科住院治疗，虽经 2 个多月的治疗却还有部分伤口未愈合。后来于中医科就诊，视其伤处溃烂、流脓、气味恶臭，部分伤处已露白骨，考虑烧伤，证属邪热瘀结，盖因邪热深入肌肤，稽留难去，热瘀互结，化生火毒，终致热甚则腐而为脓。治疗宜清瘀热、泻火毒、去腐生肌。随即用消毒后的剪刀剪去溃烂坏死组织，用生理盐水清洗伤处。然后用石膏 20 克，冰片 20 克，儿茶 20 克研面，水调糊状敷伤处。3 天后换药时脓已明显减少，伤处长出新鲜的肉芽组织。再用生理盐水清洗后，清创后继续敷上药，又过 3 天换药时脓液消失，大部分创面已结痂。如此连续治疗 3 周后伤口全部脱痂而愈。

　　生石膏性大寒，清热泻火之力尤著，又能收敛生肌，故常被用于湿疹水火烫伤，疮疡溃后不敛及创伤久不收口。晋·葛洪《肘后方》曾载方："治汤火烂疮，石膏捣末以敷之。"清·黄元御《长沙药解》载其能"解火灼"。现代药理学研究石膏为含水硫酸钙，因钙质能降低毛细血管的通透性，用石膏能减少组织液渗出，对伤处形成保护层，对需氧细菌的繁殖有抑制作用。配冰片能起清热止痛作用。儿茶能收湿敛疮，对于疮疡久溃不敛、湿疮流脓水者，配合外用效果非常好。

　　还有一则以石膏与寒水石配合应用的治烧烫伤偏方，配方用法简单，疗效也很不错。我们将其命名为"寒石散"。

◎**寒石散**

组成：生石膏30克，寒水石30克，冰片5克。

用法：将上药充分研细，入瓶封固备用。用时取寒石散加香油调成糊状，涂于创面，每天1～2次。

据临床观察报道，此方治疗烧烫伤480例，无1例感染。该方用后对一、二度烫伤不留瘢痕，经济方便。曾有一例高姓4岁男孩，被稀饭烫伤右手及臂，哭闹不休，急将冰寒散涂患处，患儿哭闹骤止，7天痊愈，未留疤痕。

石膏治烧伤有佳效诚为可信，临床验证之报道历历在目。众多研究表明，石膏粉处理烧伤创面，能很快结痂，减少分泌物渗出，防止感染，促进创面愈合；同时可以减轻烧伤患者的换药痛苦。这里再介绍一则用法：先将创面清洗干净，拭去污物，剪开水疱，除掉腐皮，再用2～4毫升普鲁卡因溶液涂布创面，然后将炒过的石膏粉装入纱布袋内均匀地撒布于创面上（可撒得厚些）。经1～2小时后，石膏粉干涸；如创面分泌物较多，可继续撒布。一般在12～24小时后即可形成石膏痂片。痂片干涸后不宜过早剥去，以免引起剧痛、出血及感染。一般二度烧伤经3～7天痂片即可脱落。如痂皮过硬且感痛痒时，可涂2%普鲁卡因油或青霉素软膏（事先做过敏试验）。如痂下感染，应将痂片除去，清洗干净后再撒上石膏粉或同时涂以青霉素软膏。有人用上述方法治疗烧伤36例，除1例小儿因合并麻疹、肺炎，1例小儿因烧伤面积在90%左右、入院时即出现严重中毒现象而死亡外，其余均获治愈。此外，如将石膏粉用桐油或花生油调制成膏，外敷患处，对促进创面愈合亦有较好的效果。

民间用石灰及其偏方治疗烧烫伤也有显著疗效。如"石灰香油乳剂""石灰乳膏"等。曾有一15岁男孩被火药烧伤，右腿皮肤起水疱（一度烧伤），另有拳头大一处创面，皮肉烧成黑色（二度烧伤）。当即消毒后，取"石灰香油乳剂"涂擦，立即止痛，15天结痂痊愈。

◎石灰香油乳剂

组成：陈年老石灰500克，香油250毫升。

用法：上药加新鲜凉开水2000毫升，搅拌澄清，去浮面杂质。取澄清液250毫升，加入香油搅成乳状，消毒后涂搽患处。

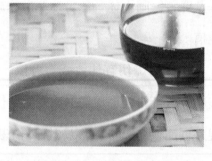

石灰为石灰岩经加热煅烧而成。石灰岩主要成分是碳酸钙，常见夹杂物为硅酸、铁、铝、镁等。石灰岩加高热，则发生二氧化碳而遗留氧化钙，即生石灰（石灰）。生石灰遇水，则成消石灰，成分是氢氧化钙。生石灰或消石灰露于大气中，不断吸收大气中的二氧化碳而成碳酸钙；因此，石灰陈久，成分都成为碳酸钙。《本草纲目》说它能"散血定痛"。

除上方外，用偏方"石灰乳膏"治疗烧烫伤疗效亦佳。制作用法：

取生石灰 1 斤放入盆内，加凉开水 1250 毫升，待石灰潮解成糊状时，将盆轻轻振荡使石灰沉底，取上层无渣石灰乳约 500 克，加入鸡蛋清 8 个搅拌成胶冻样，再加香油 60 毫升，拌匀即得"石灰乳膏"。具体使用时，先用镊子将伤面浮皮拉平，水疱焦痂不要动，亦不用任何药液消毒；取大于伤面的纱布 3 ～ 4 层，摊上 1.0 ～ 1.5 厘米厚的石灰乳膏，贴于伤面，包扎固定，松紧适宜。48 小时后药膏即凝固定型。如伤在颈部、腋下、腘窝时，上药要厚，包扎后在 48 小时内伤部不要屈曲，以防乳膏脱落，皮肤粘连。10 ～ 15 天拆除纱布和石灰乳膏，可见水疱吸收，焦痂自行脱落。对烧烫面积较大，伤面已感染的病人，要及时控制感染，防止休克，保持水和电解质的平衡。

还有一则是石灰与石膏同用，再加入大黄制成的桃花散，治烧伤烫伤疗效颇佳。

◎桃花散

组成：陈石灰（研细去杂质）500 克，石膏 500 克，大黄（粗末）250克，真麻油适量。

用法：先将陈石灰放锅内炒热，再加入大黄，不断搅拌，待石灰炒成桃仁色，大黄炒成黑灰色时，出锅，放冷。筛去大黄不用，即得桃花散，放瓷瓶密封备用。用时用麻油调桃花散如糊状，以消毒棉签蘸药涂患处，有水疱者剪去疱壁再涂药，每天涂 3 ～ 7 次。

桃花散有止血、消炎、燥湿、生肌等作用。方中陈石灰敛伤止血并有较强的解毒定痛作用，适宜于创伤出血，汤火烫伤证，为君药。石膏清热泻火，凉血生肌；大黄清火解毒，凉血止血，祛瘀消肿，适宜于烧伤烫伤，跌打损伤证，为臣药；两者合用能增强清热泻火，收敛止血之功效，故治烧伤烫伤、外伤出血有良效。如用于新鲜创伤出血，以适量药粉撒患处或凉开水调敷即可。

日常对于一、二度的烧烫伤，如果是皮损面积又不太大的患者，大多可选择在家中及时采用偏方治疗。下列这些偏方药材易得，制作简单，使用方便，疗效肯定，可资选用。

◎侧柏笋壳散

组成：侧柏叶、桃竹笋芒壳(外壳)各适量。

用法：侧柏叶、桃竹笋芒壳按2∶1的比例，烧存性为末，过120目筛，装瓶备用。临用时用芝麻油调成油膏状。创面用生理盐水及过氧化氢溶液清创，用消毒棉签涂刷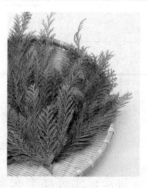药膏，每天3～4次，以保持创面湿润为度，暴露创面；有水疱者用消毒针刺破，如创面有干燥结痂应去除。适当配用有效抗生素、激素及支持疗法，一般5～7天痊愈，不留瘢痕。

◎柏草散

组成：黄柏、甘草各等份。

用法：上药共研细末，在炎热季节酌加5%～10%的冰片，寒冷季节酌加2%～4%的冰片，用芝麻油调匀敷患处，每天1次。有水疱者可先用三棱针刺破，然后敷药。用此方治疗一二度烫伤，2～5次可痊愈。

◎栀黄散

组成：栀子、川黄连各2份，冰片1份。

用法：将栀子、黄连焙焦研细末，加入研细的冰片。混匀，装入黑色瓶中密封备用。根据烧烫伤面积的大小，取适量栀黄散调成糊状，创面消毒后，用棉签蘸药液涂在创面上。若有水疱，刺破后再涂药。对陈旧性创面，应清除干净后涂药。涂药后应暴露创面，保持清洁，每天涂药2次。此方治疗一二度烫伤，一般于3～7日可获痊愈。

◎冰片蛋清烫伤液

组成：冰片3克，取鸡蛋1个。

用法：将鸡蛋钻1小孔，使鸡蛋清流入碗中，再将冰片研细加入，与鸡蛋清调匀，加少许芝麻油拌匀即成，不需灭菌。
使用前用 2% 新洁尔灭或生理盐水冲洗创面，如有水疱，
先抽吸干净，继用消毒棉签蘸涂患处，每天 3～4 次。
涂药后烫伤面结成淡黄色闪亮硬壳一层，不可过早剥去，
以免引起皮肤溃烂。如热天因结硬痂引起疼痛，可于方
中适量增加香油润肤。每天配制新鲜药液 1 次，剂量视
创面大小而增减。

◎复方烫伤膏

组成：白芷 150 克，紫草 150 克，金银花 150 克，蜂蜡 150 克，
　　　冰片 7.5 克，麻油 2500 毫升。

用法：将前 3 味药研末，先后加入烧开的麻油中炸枯过滤去渣，
　　　加入蜂蜡溶化，最后加入冰片搅匀，冷却即成。先以生
　　　理盐水或 0.1% 新洁尔灭溶液清洗创面，有水疱者可用
　　　无菌空针抽吸渗液，然后于暴露部位涂以烫伤膏，无法
　　　暴露的部位则敷烫伤膏纱布，再覆以无菌纱布，外用绷
　　　带或胶布固定。每天或隔天换药 1 次。

◎全蝎膏

组成：全蝎 10 只，蜈蚣 6 条，
轻粉 6 克，炉甘石粉 20 克，
琥珀末 10 克，冰片 5 克，
凡士林 500 克。

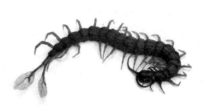

用法：将凡士林溶化，入全蝎、
蜈蚣煎熬，至冒出白烟为度，过滤去渣；待温后，再加
入研细之轻粉、炉甘石、琥珀和冰片，搅拌均匀，冷却
即成。先用生理盐水冲洗创面，再将全蝎膏摊布于庆大
霉素纱条上，敷贴患处，隔日换药 1 次。

功效：适用于烧灼伤后所致顽固性溃疡。

◎烧伤疮疡膏

组成：黄芪 30 克，当归 30 克，白芷 10 克，生大黄 10 克，金
银花 30 克，黄芩 30 克。

用法：入麻油 1500 毫升中浸 1 周后,用慢火煎熬约 1 小时,离火,
过滤去渣，将油再入锅中加黄蜡 360 克，慢火融化，待
其冷却凝固后收贮备用。烧伤创面用 0.1％ 新洁尔灭液
冲洗，然后外涂烧伤疮疡膏，用薄层消毒纱布包扎，每
天换药 1 次，直到愈合。

◎烫伤油纱布

组成：地榆 30 克，紫草 40 克，儿茶 15 克，生大黄 30 克，乳香 15 克，黄柏 40 克，白芷 30 克。

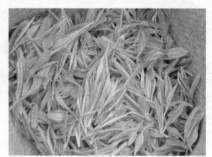

用法：将诸药用麻油 750 毫升浸泡 1 小时后，再用文火煎熬，油滚后持续 1 小时并慢慢搅拌，至药物焦黄后（以白芷为标本），用双层脱脂纱布过滤；取药液加入黄蜡 40 克溶解，待药滴液成珠即可。视创面大小，将脱脂纱布剪成方块，会阴部可剪成洞巾状，浸入药油，消毒后备用。使用时，创面常规清创，尔后敷油纱布 2 ～ 3 层，每天换药 1 次。无渗液时隔天换药 1 次，至痊愈为止。

◎地榆大黄糊剂

组成：地榆、大黄各 50 克。

用法：上药研细末过筛备用。使用前用 5% 生理盐水清洗伤处。取以上药末用芝麻油或菜油调成糊状，用鸡毛蘸药糊涂敷于伤处，每天 3 次。

此方治疗烧烫伤近数十例，疗效满意，一般2～3天即愈。有一9岁吴姓男孩，其母在2天前误将热水瓶的水淋于其背上，导致背部大面积烫伤，曾用消炎抗菌药膏治疗无效。观其伤处约25厘米×45厘米，红肿，流淡脓水。用上方治疗，每天3次，3天后痊愈，无瘢痕。

◎ 地榆蛋清糊剂

组成：地榆炭（药店有售）500克。

用法：上药碾成细末，高温消毒，密闭封藏。使用前消毒患处，剪破水疱，取地榆粉10克，鸡蛋清适量，调成糊状，涂敷包扎。敷药后的3～4天，每天检查患处1次，如无感染，消毒包扎；若有感染先去除感染处的脓痂，消毒后继续涂敷上药。

《本草正义》认为地榆"苦寒，为凉血之专剂"，有"清热凉血之功用"，擅治"恶疮热疮"；《药物图考》说它"调敷汤火伤，痔疮溃烂。"此方治疗烧烫伤，一般用药1次即痊愈。有罗某，女，28岁。不慎被沸油烫伤面部，灼热疼痛。诊见面部左口角处有4厘米×5厘米大小水疱，周围潮红，考虑为深一度烫伤。用上药处理，药后即有清凉感，30分钟后疼痛减轻，12天后痂脱痊愈。

◎金樱子叶糊剂

组成：新鲜金樱子叶适量。

用法：将金樱子叶洗净、晾干，
炒存性，研极细末经高压
消毒后贮瓶备用。用时取
本品1份，麻油3份，调

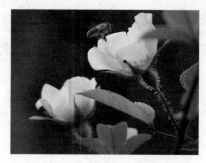

成糊状，用消毒药棉均匀地涂在烧烫伤部位上，每天1～2
次直至创面结痂痊愈。对于一、二度烧烫伤形成水疱或
水疱破损，局部焮红的痛者皆可应用。

金樱子叶为蔷薇科蔷薇属植物金樱子的嫩叶，味辣性平，主治痈肿，
溃疡，金疮，烫火伤等。《闽东本草》中记载"治汤火伤：金樱叶焙干为
末，调麻油涂患处，欲愈时加入鳖甲末。"民间常用此法用于治疗烧烫伤。
在动物实验中，专家利用大鼠创面愈合试验进行药效考察，发现金樱子叶
70%乙醇提取物能明显促进SD大鼠深二度烫伤创面愈合，且无明显瘢痕。
临床观察表明，此方治疗烧烫伤，一般3～5天结痂，7～10天痊愈。

温馨提示

对付烧烫伤，首先要"冷却"

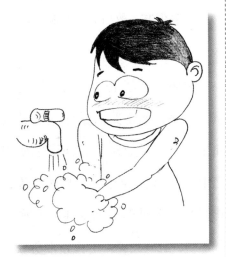

对一度烧烫伤，应立即将伤处用自来水冲洗或浸在凉水中进行"冷却治疗"，这样做有降温、减轻余热损伤、减轻肿胀、止痛、防止起疱等作用，如有冰块，把冰块敷于伤处效果更佳。"冷却"30分钟左右就能完全止痛。随后用鸡蛋清或万花油或烫伤膏涂于烫伤部位，这样只需3～5天便可自愈。应当注意，这种"冷却治疗"在烧烫伤后要立即进行，如过5分钟后才浸泡在冷水中，则只能起止痛作用，不能保证不起水疱，因为这5分钟内烧烫的余热还继续损伤肌肤。对三度烧烫伤者，应立即用清洁的被单或衣服简单包扎，避免污染和再次损伤，创伤面不要涂擦药物，保持清洁，迅速送医院治疗。

鸡眼虽小痛非常，偏方外治妙法良

症　状　足底生鸡眼，状如小钉扎心痛

老偏方　葱白泥；鸦胆子仁；茶叶糊

鸡眼，医学上又称胼胝。鸡眼虽为小疡，然走路时足底或足趾犹如生了钉，又如楔子直插脚掌肌肉之中，步履时痛苦异常。中医认为，鸡眼是由于足部长期受压，气血运行不畅，肌肤失养，生长异常所致。

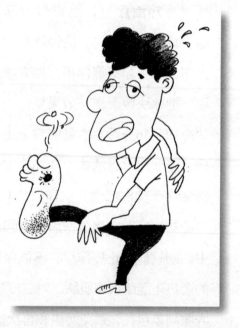

对于鸡眼的治疗，一般的人通常是外用鸡眼膏，先用热水浸泡患处，削去表层角质增生部分，并尽可能将中心角质栓小心削去，然后将鸡眼膏对准此核心部位贴牢，每周换药 1 次，换药前削去已浸白的部分，直到全部脱落。但此法的临床疗效并不尽如人意。笔者从一民间医生中学一单方，我称它为"蜂蜜葱白"，经临床试用确有疗效。轻者 1 次即愈，重则 2 次可痊。我的叔父左足底后脚掌面上生了 2 个鸡眼，走路时要踮着脚尖走，别说挑担负重了，偶尔后脚掌着地则痛不可忍。我给他试用了这个外治方，一个鸡眼 3 天，一个大的鸡眼 3 天见效，5 天就治好了。

◎**蜂蜜葱白泥**

组成：连须葱白1根，蜂蜜适量。

用法：用连须葱白洗净捣泥，加蜂蜜少许调匀外用。可先将患
处用温水洗净，常规消毒（用碘酒棉球擦后，再用75%
酒精棉球擦之）后用手术刀削去鸡眼、胼胝老皮，削至
浸血为度。敷药后纱布包扎固定，每日换药1次。

此后我用这个方法治疗多例鸡眼患者，都收到了满意的疗效。用葱
白配大蒜、花椒治鸡眼，疗效亦颇佳。

◎**葱白蒜椒泥**

组成：葱白10厘米，紫皮独头蒜1个，花椒3～5粒。

用法：共捣如泥状。视鸡眼大小敷于鸡眼上，并用药棉搓成一
细条围绕药泥，使之不接触正常皮肤，上用胶布外贴密封，
24小时后除去胶布和药泥，3天后鸡眼开始变黑并渐脱
落，1次未愈可再用。

古老而传统的治疗偏方是用鸦胆子仁捣烂外敷。清代的名医赵学敏
曾是一位"走方郎中"，又称之为"铃医"，行医于民众之间，善于搜

集民间偏方、秘方。他在《本草纲目拾遗》说："鸦胆子清热解毒……腐蚀赘疣"。清末名医张锡纯在《医学衷中参西录》中说：鸦胆子有"防腐生肌"之功，又载"鸦胆子连皮捣细，醋调，敷疗毒甚效，立能止痛。其仁捣如泥，可以点痣。"以上说明鸦胆子仁是治疗皮肤病的良药。

◎鸦胆子仁外敷方

制法：新鲜鸦胆子仁适量。

用法：上药捣烂，敷患处，用橡皮膏盖贴固定，然后用纱布包好。约 7 天后自然脱落而愈。轻者 1 个疗程，重者需几个疗程。

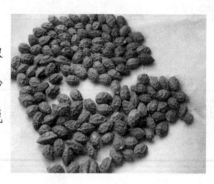

临床报道，黄建民大夫在 1983 年 1 月至 1996 年 12 月的 13 年中共收治鸡眼、刺猴（寻常疣）138 例，用单味鸦胆子仁治疗 100 例，治愈 91 例。用鸡眼膏治疗 38 例，治愈 15 例。通过实践对比，说明单味鸦胆子仁治疗鸡眼、刺猴，疗效确切、显著，且价廉，实用性强操作简便。通过实践观察，鸦胆子仁治疗鸡眼、刺猴的效果要明显优于鸡眼膏，而且疗程短，治愈率高，治疗过程中，病人用药局部无任何不良反应（不像鸡眼膏那样，有时患者局部被腐蚀得疼痛难忍）。治疗后，皮肤光滑平展，不留任何痕迹。在用鸡眼膏治疗的 38 名患者中，未愈的 23 例中，有 19 例后改用鸦胆子治疗，均彻底治愈。对于四肢、躯干部鸡眼、刺猴效果好，而腋窝、腘窝部的刺猴效果稍差，几例鸦胆子治疗未愈患者，均为此处。

流传于民间的许多小偏方往往可收到意想不到的效果，譬如茶叶糊也能治疗鸡眼。张宗启大夫等就在《中国民间疗法》1999年第8期上报道他们应用茶叶糊治疗鸡眼21例，取得了较满意的效果。

◎茶叶糊外敷方

取少许普通花茶放入口中嚼碎成糊状，用热水将患足洗净，浸泡3～5分钟后，用胶布将茶叶糊固定在患处，每日换药2次，连用5日为1个疗程。

临床观察表明，本组经治疗21例，治愈20例，另1例症状明显减轻。随访3个月后有4例复发，再用本法治疗2个疗程获愈。茶叶对于普通家庭来说都可谓是必备之品，而

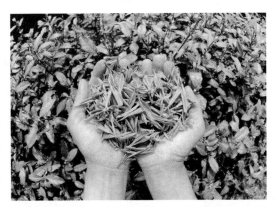

且用本法治疗简便、经济，患者无痛苦，易于接受。初步认为茶叶中的有效成分可直接渗透入患处深部，抑制角质异常增生，但其机制有待进一步研究。探讨机制固然重要，关键还是看疗效。不过，以下因素可能影响本法的疗效：①茶叶糊不宜过多，能覆盖病灶即可，否则不易固定；

②茶叶糊应干湿适宜，过稀液体外渗，使胶布脱落而不易固定，过干则药物成分不能充分渗入病灶；③应更换原来穿用的不适脚的鞋，以免延长治疗时间或引起复发。这些都是治疗过程中应该注意的事项。

此外，民间还流传着一种温灸法。方法是：用温水泡脚15分钟，使鸡眼角质软化后，点燃艾卷灸阿是穴（对准鸡眼处），以患者略感疼痛、皮肤红润为度，每次约20分钟，每天1次，7次为1个疗程，疗程间隔2～3日，一般经2～3个疗程即愈。对于鸡眼初生的患者是值得选择的一种简便疗法。

温馨提示

鸡眼虽小，防治须留心

鸡眼是最常见的脚病，分硬、软两种，走路时疼痛感明显。对于鸡眼的防治，首先要除去施加于皮肤上的压迫和摩擦，如不穿高跟鞋和硬底鞋，鞋内加柔软鞋垫，或放足垫于鸡眼处。同时可外用30%水杨酸火棉胶涂抹患处，每天1次，直至脱落。而后每天用热水泡脚，促进脚部血液循环，以防止复发。在用上述方法软化鸡眼时，如果出现了破损、出血、流脓，应该及时到医院治疗，以免贻误病情。如果脚部鸡眼用各种方法治疗均无效，可考虑手术切除。

灰指甲，不用怕，醋浸大蒜赶走它

症　状　灰指（趾）甲

老偏方　食醋+大蒜；食醋+苦参、花椒

甲癣俗称"灰指（趾）甲"，病原菌主要是皮肤癣菌、酵母菌和霉菌，其中以皮肤癣菌最常见，可占全部甲真菌感染的90%～95%。目前，单独外用的药物包括帕特药盒、醋柳碘酊、28%咪康唑溶液、8%的环吡酮溶液和5%的阿莫罗芬甲涂剂等。从总体上看，甲癣首选外治疗法，而中医的某些偏方用起来疗效却更佳。

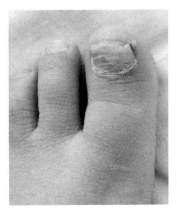

　　我去年夏天到广州女儿处度假，晚上，女儿洗浴后坐在沙发上一边用小刀削脚趾甲，一边和我聊到脚趾长了"灰趾甲"的事，她说已发现有2个多月了，搽了多种药物效果均不佳。我说，不妨用食醋浸大蒜外用试试。我介绍的方法如下。

◎醋蒜液

组成：取大蒜20瓣，白醋200毫升（也可用10%的冰醋酸150毫升代替）。

用法：将大蒜除去外皮，切碎或捣烂，放入带塞广口玻璃瓶中；再加入食醋，浸泡1天，即可使用。将病指甲浸入温水5分钟，至指甲泡软，用剪刀剪去或刮去可以除去的病指甲，然后将病指甲插入大蒜浸液中浸泡15分钟。每日3次，1周即可见效。如未痊愈，可按上法再治1个疗程。为节约时间，也可用药棉蘸大蒜浸液敷在病指甲上，浸入或敷上大蒜浸液。

　　我在女儿家为其配制了醋蒜液，女儿用了1周就感觉趾甲变软变嫩且光滑，后来坚持用了1个月，甲癣终于治愈。继后，女儿的同事小黄也因患有灰指甲近两年，用了许多药没有根治。我女儿向她介绍了这个偏方，她坚持用了两个多月，效果很明显，现在已经过去近1年多了，灰指甲再也没有复发过。提醒大家一下，用这个偏方有时病甲感到有点疼痛，应坚持下去。醋蒜液可长期保存，反复使用。久泡的大蒜会变绿，不影响疗效，可正常使用。

　　灰指甲中医称"鸡爪风""油灰指甲"等，是由真菌等微生物感染引起的一种皮肤性疾病。大蒜性味辛温，有解毒杀菌的作用。醋含有枸橼酸、食用醋酸、苯甲酸钠，也具有杀菌、防腐的作用，两者混合对杀灭真菌有较强的功效。两种原料也都是可食用的，比较安全，没有副作用，而且大蒜泡久了，还有一股蒜香味。这个方子也适用于足癣、体癣等皮肤癣。因此，有这样困惑的朋友不妨一试。

还有一则偏方，是食醋浸苦参、花椒的外用法，我在临床上屡用屡验，这里也一并推荐给大家。

◎苦参花椒陈醋液

组成：山西老陈醋（越陈越好）500毫升，苦参50克，花椒20克。

用法：将山西老陈醋（镇江老醋亦可）500毫升，放入铁锅内煮沸，浓缩至150毫升，然后将苦参、花椒用水冲洗干净，放进浓缩醋内，浸泡1周即可用。在搽药之前，先将灰指（趾）甲用热水泡软，再用刀片轻轻的一层一层地刮削病甲。病甲刮削得越彻底，治疗效果越显著，以不出血，无疼痛感为度。然后用消毒棉球蘸药液浸润病甲5～10分钟，每日晚睡前进行1次。一般搽药5～7天见效。

注意：①每次搽药前一定要用热水浸泡病甲，使药力直达病所，以加速药效；②在治疗期间，切忌用冷水洗患部，保持鞋袜干燥和清洁。

下列偏方验方治疗灰指甲也有较好疗效，可供参考选用。

◎尿素制剂

尿素40克，羊毛脂20克，白蜡5克，加入凡士林至100克。此尿素制剂是强烈角质溶解剂。应用时，要把病甲周围皮肤用纱布条保护起来，并用胶布固定好，然后再用纱布包好。每天换药1次，每次换药都要用小刀分离甲板，促使甲板与甲床分离。一般换药5～7次甲板即可软化与甲床分离。分离后，用小剪将甲板剪成两半，局部用碘酒消毒，滴几滴1%～2%普鲁卡因溶液，几分钟后，将病甲拔除，并清刮甲床上凸凹不平的角化物，再用尿素油膏和复方苯甲酸油膏等份混合油膏敷包，每天换药1次，直至新甲完全长出。

◎复方土槿皮酊

组成：土槿皮40克，苯甲酸12克，水杨酸6克，75%乙醇适量。

用法：将前3味置容器中，加入75%乙醇至100毫升（先将苯甲酸、水杨酸加乙醇适量溶解，再加入土槿皮酊混匀，最后将乙醇加至足数）。用棉棒蘸复方土槿皮酊浸渍甲部，每日1次，每次10分钟。用药前用小刀刮除已灰化的指（趾）甲，每隔1周刮除1次。

注意：药店有成药出售。

◎白凤仙花偏方

①白凤仙花捣烂涂甲上，用布包好，每日换 1 次，直至痊愈。

②鲜白凤仙花 30 克，明矾 9 克，捣成糊状，堆涂于病甲上，用塑料纸或蜡纸封包，每日换药 1 次，直至健甲长出。每年夏季用红凤仙花染甲，亦可预防灰指甲的发生。

◎苦参偏方

①苦参 30 克，黄柏 20 克，青木香 30 克，土槿皮 30 克，枯矾 15 克煎汤；若继发感染加公英 30 克。放至室温，浸泡双足，1 次 20 分钟，1 日 2 次。擦干后，将青黛膏薄涂于纱布条上，夹在趾间或敷于患处。

②苦参、地肤子、大茴香各等份，以 75% 乙醇浸泡，取液涂患处，每日数次。

③苦参、车前子各 50 克，白醋 500 毫升，用广口瓶浸泡 1 周后即可使用。每次将患指伸入药液中浸 30 分钟，浸后不洗手，每天泡 3 次。

一旦发现甲癣，早期彻底治疗非常重要。初发甲缘部位、受损面积小的患者，常用药有碘酒、乳酸碘酊、米醋、冰醋酸等，每日 2 ～ 3 次涂患处，直至病甲消失。用阿莫罗芬甲涂剂，每周 1 ～ 2 次，外涂病甲，治疗前宜先将病甲刮薄，并注意保护甲周的皮肤。一般需治疗 3～6 个月，因为自甲根部长至游离缘至少需 3 个月，而趾甲更慢，需半年以上，甲癣的痊愈表现为正常甲板完全长出，因此甲癣的治疗至少需 3 个月以上。本药一定要在皮肤科医生指导下使用。孕妇和哺乳期妇女不可使用。为避免再感染，治疗甲癣的同时，应治疗手、足、体、股癣等其他皮肤癣菌病。

药物拔甲（帕特药盒）和手术拔甲，以及内服药伊曲康唑、特比萘芬等治疗方法，都应由医生决定选用。

温馨提示

精心护甲防甲癣

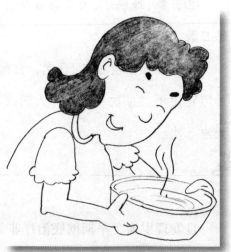

积极治疗初发的手癣和足癣是预防甲癣的关键。一旦感染上甲癣，应在治疗甲癣的同时，治疗手癣和足癣。甲癣的治疗时间较长，患者须有耐心。同时，应保持手指、足趾干净，防止感染。平时养成良好的卫生习惯，不穿他人的鞋袜，不用他人的毛巾、浴巾、不与他人共用面盆、脚盆。经常清洗手脚，保持手足清洁和合适的湿度。避免用手搔抓患部。

另外，需要提醒的是，手指甲或脚趾甲出现异常并不一定就是灰指（趾）甲。许多皮肤病及全身性疾病也会引起甲改变，如银屑病、湿疹、扁平苔藓、雷诺综合征等引起的指甲病变，症状与灰指甲有一定的相似之处，患者自己往往难以分辨。所以建议大家在使用此偏方前务必咨询有经验的中医师，以免误诊。